HAM-NAT
DER LEITFADEN
FÜR DEN MEDIZINAUFNAHMETEST
IN BERLIN, MAGDEBURG, HAMBURG

1. AUFLAGE

2017

Med+Gurus
VERLAG

ZUSCHRIFTEN UND KRITIK AN
MEDGURUS VERLAG; Hetzel, Lechner, Pfeiffer GbR; Am Bahnhof 1, D-74670 Forchtenberg
E-Mail: buecher@medgurus.de
Web: www.medgurus.de/korrekturen-buecher-uebersicht

BIBLIOGRAFISCHE INFORMATION DER DEUTSCHEN NATIONALBIBLIOTHEK
Die Deutsche Nationalbibliothek verzeichnet diese Publikation in der Deutschen Nationalbibliografie; Detaillierte bibliografische Daten sind im Internet über http://www.dnb.de/DE/Kataloge/kataloge_node.html abrufbar.

1. Auflage Dezember 2016
© MedGurus Verlag, Forchtenberg

Layout: Marte Kiesling
Umschlag: Baska Wolna
Satz: Maximilian Münzer
Lektorat: Laura Schmidt
Druck und Bindearbeit: Schaltungsdienst Lange, Berlin

Printed in Germany
ISBN-13: 978-3-944902-31-9

1   VORWORT

Danke für den Erwerb dieses Leitfadens.

Hinter dem Namen **MedGurus** verbirgt sich eine Gruppe von motivierten MedizinstudentenInnen und bereits approbierten Ärzten, die es sich zur Aufgabe gemacht haben, Medizininteressierten zu ihrem Studienplatz zu verhelfen. Es ist uns ein Anliegen Chancengleichheit bei der Vorbereitung auf den Medizinertest herzustellen und keine Selektion durch überteuerte Vorbereitungskurse und -material zu betreiben. Seit 2007 bieten wir Vorbereitungskurse und Übungsmaterial für den Medizinaufnahmetest TMS (Deutschland), EMS (Schweiz), MedAT (Österreich) und neu für den HAM-Nat (Hamburger Naturwissenschaftsteil) zu studentisch fairen Preisen an. In diesen Jahren haben wir mehrere Tausend Medizininteressierte auf ihrem Weg zum Studienplatz begleitet und ihnen zu ihrem Erfolg verholfen.

Wir haben uns entschlossen, unsere über die Jahre gesammelten und verbesserten Lösungsstrategien, Tricks und Tipps für den Aufnahmetest in einem Buch zur selbstständigen Vorbereitung zu veröffentlichen, dem „HAM-Nat Leitfaden". Der Leitfaden eignet sich somit als Nachschlagewerk und Begleiter für eine selbstständige Vorbereitung, bei der das Lernpensum selbst eingeteilt werden kann.

Unsere Bücher werden regelmäßig auf den neusten Stand gebracht und an Änderungen im Test angepasst. Für Feedback zum Buch haben wir immer ein offenes Ohr. Deine Wünsche, Anregungen und Verbesserungsvorschläge setzen wir gerne um. Wir sind für Dich immer unter folgender E-Mail-Adresse erreichbar: **buecher@ medgurus.de** Du findest uns auch unter **www.facebook.com/medgurus**. Hier veröffentlichen wir regelmäßig Neuigkeiten zum Medizinertest.

Im Übrigen werden fünf Prozent der Gewinne der MedGurus für karitative Zwecke gespendet. Detaillierte Informationen zu unseren geförderten Projekten findest Du auf unserer Homepage **www.medgurus.de**.

Wir wünschen Dir viel Spaß bei der Bearbeitung, eisernes Durchhaltevermögen für die Vorbereitung und nicht zuletzt großen Erfolg für den Eignungstest!

Dein Autorenteam

Anselm Pfeiffer, Constantin Lechner und Alexander Hetzel

Mehr unter **www.medgurus.de – Eine Initiative von und für Studenten**

INHALTSVERZEICHNIS

2   HAM-WHAT?

HAM-Nat, das steht für „Hamburger Naturwissenschaftsteil". Dieser Naturwissenschaftstest ist Bestandteil des Auswahlverfahrens für medizinische Studiengänge und wurde in den Brainlabs der UKE (Universitätsklinikum Hamburg Eppendorf) 2008 entwickelt. Der Test wird bisher an drei Universitäten erfolgreich eingesetzt: Berlin, Magdeburg und Hamburg.

Seit dem Wintersemester 2012/13 änderte auch die Medizinische Fakultät Magdeburg ihre Satzung und setzt seitdem den HAM-Nat ein. Erstmalig wurde der Test im Wintersemester 2013/14 in Berlin angewendet und 60% der Studienplätze über das AdH (Auswahlverfahren der Hochschule) in Berlin vergeben.

Der HAM-Nat ist kein IQ-Test, sondern prüft v.a. Dein Gedächtnis anhand von Multiple-Choice-Fragen zu medizinisch relevanten Aspekten der Fächer Mathematik, Physik, Chemie und Biologie auf Schulniveau. Du kannst also durchatmen. Wenn Du über ausreichend Sitzfleisch verfügst, wirst Du den Test meistern, denn es bedarf zur Vorbereitung v.a. einer Tugend: Geduld.

Anders als beim TMS (Test für medizinische Studiengänge) kannst Du den Hamburger Naturwissenschaftstest beliebig oft wiederholen. Der HAM-Nat wird an allen drei Universitäten gleichzeitig Mitte August abgehalten und an der Charité zusätzlich Mitte Februar. Die Teilnahme am HAM-Nat ist kostenfrei.

Es ist nicht möglich sich für den Test direkt anzumelden. Die jeweilige Universität entscheidet selbst, wer zum Test eingeladen wird. Deine Bewerbung muss zentral über hochschulstart.de erfolgen und neben einem sehr guten Abi musst Du die jeweilige Universität als erste Ortspräferenz nennen.

2.1   WIE STEHEN MEINE CHANCEN?

Hamburg

In Hamburg werden 60% der Studienplätze, also insgesamt 215, über das AdH vergeben. Es werden 1500 TeilnehmerInnen zum HAM-Nat für Humanmedizin eingeladen. Zusätzlich werden die BewerberInnen, die dieselbe Abiturdurchschnittsnote wie der/die 1500. BewerberIn haben, zum HAM-Nat eingeladen. Insgesamt wurden 2016 1614 Personen zum Test gebeten. Zulassungskriterium war allein die Abiturdurchschnittsnote und es konnten alle Bewerbungen bis zur Note 1,9 berücksichtigt werden.

Tabelle 1: Einladung zum HAM-Nat Hamburg bis einschl. Abiturnote

Jahr	Einladung zum Ham-Nat bis einschl. Abiturnote
WS 2011/12	1,9
WS 2012/13	1,9
WS 2013/14	1,9
WS 2014/15	1,9
WS 2015/16	1,8
WS 2016/17	1,9

Hast Du eine Einladung zum Test erhalten, stehen dir zwei Möglichkeiten zur Verfügung, um an einen der begehrten 215 Studienplätze zu gelangen.

1. Aus dem Testergebnis und Deiner Abiturnote wird eine Punktesumme berechnet. Die 115 TestteilnehmerInnen mit der höchsten Punktesumme erhalten einen Humanmedizinstudienplatz. Wie die Punktesumme berechnet wird und wie viele Fragen Du richtig kreuzen musst, findest Du im Kapitel Auswertung.

2. Weitere ca. 100 Medizinstudienplätze werden nach einer Punktesumme aus Abiturnote plus HAM-Nat Ergebnis plus HAM-Int Ergebnis vergeben. Dazu werden eine Woche nach dem HAM-Nat die 200 Rangnächsten (Platz 116 – 315) zu einem standardisierten Interview/Auswahlgespräch eingeladen. „Der HAM-Int ermittelt psychosoziale Kompetenzen und besteht aus mindestens acht Kurzgesprächen mit einer Dauer von jeweils fünf Minuten zu unterschiedlichen Themenschwerpunkten sowie aus zwei Gruppenaufgaben. Maximal drei Kurzgespräche können durch schriftliche oder computerbasierte Kurztests ersetzt werden."

    Beispiele für Themenschwerpunkte aus vergangenen Verfahren findest Du unter: www.uke.de/studium-lehre/studienentscheidung/auswahlverfahren. Die Kurzgespräche werden von Juroren bepunktet.

Ca. 35 der insgesamt 67 Studienplätze für das Zahnmedizinstudium in Hamburg werden über das AdH vergeben. Dazu werden 200 TeilnehmerInnen, die Hamburg als 1. Ortspräferenz angegeben haben, zum HAM-Nat eingeladen. Zum WS 2015/16 konnten alle Bewerbungen bis zur Note 2,1 berücksichtigt werden.

Der Eignungstest für Zahnmedizin am UKE besteht aus drei Teilen.

1. HAM-Nat – Naturwissenschaftstest
2. HAM-Man – Test der manuellen Fähigkeiten (Draht biegen)
3. HAM-MRT – Test zu mentalem Rotieren von Objekten

Direkt im Anschluss an den HAM-Nat, der im Übrigen identisch mit dem HAM-Nat für Humanmediziner ist, findet der Handgeschicklichkeitstest HAM-Man und darauf der HAM-MRT, der Test zum mentalen Rotieren statt. Im HAM-Man müssen mit Hilfe einer Zange Drähte nach Vorlagen gebogen werden. Der HAM-MRT ist ein Test des räumlichen Vorstellungsvermögens, in dem zwei oder dreidimensionale Figuren im Geiste gedreht werden müssen.

Magdeburg

Du magst lieber in Magdeburg studieren? Zur Auswahl zukünftiger HumanmedizinstudentInnen in Magdeburg werden 700 KandidatInnen nach Abiturnote gereiht, die Magdeburg als erste Ortspräferenz angegeben haben. Das waren 2016 alle BewerberInnen bis zu einer Abiturnote von 1,8. Die ersten 25 erhalten direkt eine Zulassung (Exzellenzquote). Alle restlichen KandidatenInnen werden zum HAM-Nat eingeladen.

Ab Rangplatz 26 werden die restlichen (ca. 80) Humanmedizinstudienplätze nach der Punktesumme aus Abiturnote und Ergebnis im HAM-Nat vergeben.

Die Vergabe der Zahnmedizinstudienplätze erfolgt allein aufgrund der Abiturnote.

Tabelle 2: Einladung zum HAM-Nat Magdeburg bis einschl. Abiturnote

Jahr	Einladung zum Ham-Nat bis einschl. Abiturnote
WS 2011/12	1,9
WS 2012/13	1,9
WS 2013/14	1,9
WS 2014/15	1,9
WS 2015/16	1,8
WS 2016/17	1,9

Berlin

Du magst zur Elite gehören? Die Charité – Universitätsmedizin Berlin ist die gemeinsame medizinische Fakultät von Freier Universität Berlin und Humboldt-Universität zu Berlin und gehört zu den 11 deutschen Elite Unis. In Berlin werden ca. 182 Plätze von 319 über das AdH vergeben. 850 Personen werden dazu zum HAM-Nat als Bestandteil des AdH für Humanmedizin eingeladen, die eine Abiturnote von 1,5 (Stand Wintersemester 2015/16) aufweisen. Aufgrund der Punktesumme aus Abiturnote plus HAM-Nat Ergebnis werden die Medizinstudienplätze vergeben.

Ca. 150 Bewerber werden für den HAM-Nat Zahnmedizin eingeladen. Die Einladung ist abhängig von der Abiturnote und es konnten nur BerwerberInnen bis zu einer Durchschnittsnote von 2,0 Berücksichtigung finden. In den letzten Jahren erhielten die ersten ca. 25 bis 33 TestteilnehmerInnen auf der Rangliste einen Studienplatz. Die Rangliste wird anhand der Punktesumme erstellt, die sich aus der Durchschnittsnote der Hochschulzugangsberechtigung in Verbindung mit dem Ergebnis im HAM-Nat ergibt.

Tabelle 3: Einladung zum HAM-Nat Berlin bis einschl. Abiturnote

Jahr	Einladung zum Ham-Nat bis einschl. Abiturnote
WS 2013/2014	1,6
SS 2014	1,7
WS 2014/2015	1,6
SS 2015	1,6
WS 2015/2016	1,6
SS 2016	1,6
WS 2016/2017	1,5

2.2 WIE LÄUFT DER TESTTAG AB?

Wie gesagt erhältst Du erst wenige Tage vor dem Test Deine Einladung. Mach Dich vertraut mit der Anfahrt zum Testort, um auf jeden Fall pünktlich zu erscheinen. Zum Einlass musst Du Deinen Personalausweis oder Reisepass vorlegen. Danach begibst Du Dich zur Garderobe, um dort alle persönlichen Dinge abzugeben und lediglich mit Personalausweis/Reisepass und der Einladungsmail ausgestattet zu Deinem Prüfungsraum zu gehen. Leider ist auch die Mitnahme von Getränken und Essen in den Prüfungsraum nicht gestattet. Aber keine Sorge, der Test dauert nur maximal drei Stunden.

Es sind keine Hilfsmittel wie Taschenrechner, Mobiltelefone, Formelsammlungen etc. erlaubt. Die notwendigen Schreibutensilien (Bleistifte und Radiergummis) werden Dir zur Verfügung gestellt, denn mehr wird nicht benötigt. Im Prüfungsraum angekommen, erhältst Du einen Antwortbogen auf den Du Deinen Barcode klebst. Nach der allgemeinen Begrüßung, Erklärung der Testregeln und der Bearbeitung des Antwortbogens geht der Spaß dann endlich los.

2.3 WIE IST DER TEST AUFGEBAUT?

Der HAM-Nat beginnt um ca. 9:00 Uhr und dauert insgesamt bis 13:30 Uhr (Einlass, Begrüßung, Austeilen der Testunterlagen etc. inbegriffen). Die reine Testzeit für den Naturwissenschaftstest in Hamburg betrug im Jahr 2016 ca. 130 Minuten, in denen 87 Multiple-Choice-Aufgaben gestellt wurden. Zur Beantwortung einer Frage stehen also 1,5 Min. zur Verfügung.

In Hamburg folgt im Anschluss an den HAM-Nat ein 60-minütiger Test, der die psychosoziale Eignung für das Medizinstudium evaluieren soll. Dieser Teil geht nicht in die Wertung des HAM-Nat ein und die Teilnahme ist freiwillig.

Der Test wird im Multiple-Choice-Format abgeprüft. Du musst also aus fünf Antwortmöglichkeiten die richtige oder falsche Aussage finden. Mit dieser Methode lassen sich viele Lernziele abfragen und maschinell auswerten. Bei MC-Fragen ist es manchmal möglich bei völliger Ahnungslosigkeit allein aus rein formalen Hinweisen die richtige Lösung erschließen oder zumindest einzelne Aussagen eliminieren zu können. Wenn Du diese Formfehler erkennst, darfst Du Dich über geschenkte Punkte freuen. Diese Fähigkeit wird „testwiseness" („Testfähigkeit") genannt. So sind z.B. häufig lange und genaue Antworten richtig, Scherzantworten oder Antworten in denen Begriffe, wie „immer", „im Allgemeinen", „nie" vorkommen, als falsch zu bewerten. Um Dir diese Fähigkeit anzueignen, solltest Du viele MC-Fragen vor dem Test gekreuzt haben. Leider ist dieses Wissen auch den Testherstellern bekannt und es wird versucht diese „formalen Hinweise" zu vermeiden.

Jedes Jahr werden die Fragen neu zusammengestellt. Es gibt keine feste Anzahl an Fragen pro Fach. Im öffentlich frei zugänglichen Selbsttest 1 und 2 auf der Homepage des UKE Hamburg waren die Fragen wie folgt aufgeteilt:

Tabelle 4: Fragenaufteilung Selbsttest 1

Fach	Anzahl der Fragen	Prozent
Chemie	20	42,7%
Biologie	12	25,5%
Physik	12	25,5%
Mathe	3	6,3%
Gesamt	**47**	**100%**

Tabelle 5: Fragenaufteilung Selbsttest 2

Fach	Anzahl der Fragen	Prozent
Chemie	18	34,6%
Biologie	14	27%
Physik	11	21,1%
Mathe	9	17,3%
Gesamt	**52**	**100%**

Der Fokus des Selbsttests liegt also v.a. auf dem Gebiet der Chemie, das auch im Themenkatalog den größten Umfang einnimmt.

Im frei zugänglichen, originalen Probe-HAM-Nat auf der E-Learning Plattform viaMINT waren die Fragen wie folgt aufgeschlüsselt:

Tabelle 6: Fragenaufteilung Probe-HAM-Nat viaMINT

Fach	Anzahl der Fragen	Prozent
Chemie	26	32,5%
Biologie	26	32,5%
Physik	19	24%
Mathe	9	11%
Gesamt	**80**	**100%**

Der HAM-Nat sei im Vergleich zum Selbsttest schwerer gewesen und der Schwierigkeitsgrad der Physik- und Chemie-Fragen sei auf Oberstufenniveau anzusiedeln. Im Gegensatz dazu seien sehr wenige Biologie-Fragen gestellt worden, die im Allgemeinen auch einfach zu beantworten gewesen wären.

Aber keine Bange! Wir werden Dir genau erklären, wie Du Dich vorbereitest, damit Du „mit allen Wassern" für den Test gewaschen bist.

Arbeite jede einzelne dieser Fragen gründlich durch, damit Du Dich im Test über geschenkte Punkte freuen kannst! Aber Vorsicht, lass Dich nicht dazu verleiten, bei einer „Altfrage" blind den Lösungsbuchstaben anzukreuzen. Oft werden „Altfragen" nur leicht modifiziert und plötzlich wird die falsche, statt der richtigen Aussage gesucht. Fall hier nicht auf die Nase! Lies Dir jede Aussage durch.

2.4 WIE WIRD DER HAM-NAT AUSGEWERTET?

Du erhältst ca. 3-4 Tage nach dem jeweiligen Test eine persönliche und detaillierte Ergebnisrückmeldung per E-Mail.

Pro Multiple-Choice-Frage gibt es eine richtige Antwort, die mit einem Punkt bewertet wird. Eine falsch beantwortete Frage führt nicht zu einem Punktabzug.

Auswertung Hamburg und Magdeburg

In Hamburg werden 115 Studienplätze nach der Punktsumme aus Abiturnote und HAM-Nat Ergebnis vergeben. Dabei wird die Abiturdurchschnittsnote anhand einer linearen Skala mit 60 Punkten (Note 1,0) bis 0 Punkte (Note 4,0) bewertet. Siehe Tabelle.

Tabelle 7: Linearer Notenschlüssel bei max. Punktzahl 60[1]

Punkte	Note	Punkte	Note	Punkte	Note
0	4,0	21-22	2,9	43-45	1,8
1-2	3,9	23-25	2,8	46-47	1,7
3-5	3,8	26-27	2,7	48	1,6
6-7	3,7	28	2,6	49-50	1,5
8	3,6	29-30	2,5	51-53	1,4
9-10	3,5	31-33	2,4	54-55	1,3
11-13	3,4	34-35	2,3	56	1,2
14-15	3,3	36	2,2	57-58	1,1
16	3,2	37-38	2,1	59-60	1,0
17-18	3,1	39-40	2,0		
19-20	3,0	41-42	1,9		

Das Ergebnis des HAM-Nat wird mit bis zu 59 Punkten bewertet. Die BewerberInnen mit den 115 höchsten Punktsummen erhalten eine Zulassung.

Von den 87 gestellten MC-Fragen gehen 80 in die Wertung ein. Die verbleibenden 7 Fragen dienen der statistischen Evaluierung für kommende HAM-Nat-Tests. Die Umrechnung der Punkte in die Anzahl der tatsächlich richtig beantworteten Fragen kann aus der folgenden Tabelle entnommen werden.

---

1   Lehrerfreund GmbH, 2016

Tabelle 8: Linearer Notenschlüssel bei max. Punktzahl 59[2]

Punkte	Note	Punkte	Note	Punkte	Note
1	0	28	20,2	55	40,3
2	0,7	29	20,9	56	41,1
3	1,5	30	21,7	57	41,8
4	2,2	31	22,4	58	42,6
5	3	32	23,2	59	43,3
6	3,7	33	23,9	60	44,1
7	4,5	34	24,6	61	44,8
8	5,2	35	25,4	62	45,6
9	6	36	26,1	63	45,3
10	6,7	37	26,9	64	47,1
11	7,5	38	27,6	65	47,8
12	8,2	39	28,4	66	43,5
13	9	40	29,1	67	49,3
14	9,7	41	29,9	68	50
15	10,5	42	30,6	69	50,8
16	11,2	43	31,4	70	51,5
17	11,9	44	32,1	71	52,3
18	12,7	45	32,9	72	53
19	13,4	46	33,6	73	53,8
20	14,2	47	34,4	74	54,5
21	14,9	48	35,1	75	55,3
22	15,7	49	35,8	76	56
23	16,4	50	36,6	77	56,8
24	17,2	51	37,3	78	57,5
25	17,9	52	38,1	79	58,3
26	18,7	53	38,8	80	59
27	19,4	54	39,6		

2   Lehrerfreund GmbH, 2016

Direktzulassung nach HAM-Nat Ergebnis und Abiturnote in Hamburg

In der folgenden Tabelle sind die Zulassungsgrenzen aufgezeigt, die in den letzten Jahren für eine Direktzulassung von den ersten 115 Plätzen in Hamburg nötig waren. Anhand des Notenschlüssels und der folgenden Tabelle kannst Du Dir berechnen, wie viele Fragen Du im HAM-Nat der letzten Jahre hättest richtig beantworten müssen. Z. B. Abiturnote 1,8 = 44 Punkte; Punktsumme von Platz 115: 84,56 Punkte abzgl. 44 Punkte = 40,56 Punkte entspricht 55 richtigen Antworten, also ca. 70% aller Fragen.

Tabelle 9: Punktsumme Direktzulassungen in Hamburg nach Jahren (Humanmedizin)

Jahr	Punktsumme von Platz 115
WS 2011/12	88 P
WS 2012/13	88,46 P
WS 2013/14	87,51 P
WS 2014/15	87,09 P
WS 2015/16	86,14 P
WS 2016/17	84,56 P

Die verbleibenden voraussichtlich ca. 100 Zulassungen (die genaue Anzahl ist von vielen Variablen abhängig und kann von uns hier nur als grobe Schätzung und ohne Gewähr angegeben werden) werden aufgrund der Punktsumme aus Abiturdurchschnittsnote, HAM-Nat und HAM-Int vergeben.

Auswertung Magdeburg

An der medizinischen Fakultät der Otto-von-Guericke Universität Magdeburg wird das gleiche Verfahren wie in Hamburg für die Auswertung verwendet. Die folgende Tabelle zeigt die Punktsummen auf, die den Grenzwert für eine Zulassung darstellen. Es fällt auf, dass im Vergleich zu Hamburg etwas weniger Fragen richtig beantwortet werden müssen.

Tabelle 10: Grenzwerte der Punktsummen in Magdeburg nach Jahren (Humanmedizin)

Jahr	Punktsumme des zuletzt Zugelassenen
WS 2012/13	75 P
WS 2013/14	80 P
WS 2014/15	80 P
WS 2015/16	81 P
WS 2016/17	77,7 P

Auswertung Berlin

Der Auswertung in Berlin liegt eine etwas andere Punkteverteilung zugrunde. 182 Plätze werden anhand der Punktesumme aus Abiturnote plus HAM-Nat Ergebnis vergeben. Die Abiturnote wird dazu in eine lineare Skala umgerechnet, bei der 900 Punkte einer Abiturdurchschnittsnote von 1,0 entspricht. Für jede darüber liegende Zehntelnote werden hiervon 30 Punkte abgezogen.

Die Anzahl der richtig beantworteten Fragen im HAM-Nat werden in eine lineare Punkteskala bis max. 400 Punkte umgerechnet. Als erster Schritt wird berechnet, wie viel Prozent der Fragen richtig beantwortet wurden. Dieser Prozentsatz wird mit den 400 Punkten multipliziert.

Die folgende Tabelle zeigt die Punktezahl auf, die für eine Zulassung notwendig war.

Tabelle 11: Notwendige Gesamtpunktzahl für eine Zulassung in Berlin nach Jahren (Humanmedizin)

Jahr	Punktsumme des zuletzt Zugelassenen
WS 2013/14	1020 P
SS 2014	980 P
WS 2014/15	1020 P
SS 2015	995 P
WS 2015/16	1025 P
SS 2016	945 P
WS 2016/17	1025 P

Die besseren Chancen winken also im Sommersemester.

3 WAS WIRD ABGEPRÜFT? THEMENKATALOG 2017

Es werden Multiple-Choice-Fragen auf Oberstufenniveau aus den vier naturwissenschaftlichen Fächern Mathematik, Physik, Biologie und Chemie gestellt. An allen drei Universitäten wird der gleiche Test am gleichen Tag abgehalten und der Themenkatalog ist identisch. Auf der Internetseite der Universität Hamburg findest Du den aktuellen Themenkatalog, zwei Probetests und Online-Module zur Vorbereitung.

3.1 MATHEMATIK[3]

- ✓ Zehnerpotenzen und Präfixe
- ✓ Grundrechenarten, Logarithmus
- ✓ Prozentrechnung
- ✓ Dreisatz
- ✓ Flächen- und Volumenberechnungen
- ✓ Textaufgaben (z.B. Berechnung von Stoffmengen, Konzentrationen und Verdünnungen)
- ✓ Wahrscheinlichkeitsrechnung und Statistik

3.2 PHYSIK[4]

Größen und Einheiten

Mechanik

- ✓ Grundgrößen und -gesetze der Mechanik
- ✓ Translation, Rotation
- ✓ Arbeit und Leistung

Wellen

- ✓ harmonische Schwingungen und Wellen
- ✓ Akustik

---

3 Themenkatalog für das Hamburger Auswahlverfahren für Medizinische Studiengänge, Universitätsklinikum Hamburg Eppendorf, 2016
4 Universitätsklinikum Hamburg Eppendorf, 2016

Wärme

- ✓ Temperatur
- ✓ Arbeit und Wärme
- ✓ Hauptsätze der Wärmelehre
- ✓ Gasgesetze

Elektrizität

- ✓ Ladung, Stromstärke, Spannung
- ✓ Elektrostatisches Feld
- ✓ Ohm'sches Gesetz
- ✓ Coulomb'sches Gesetz
- ✓ Kirchhoff'sche Gesetze
- ✓ elektrische Leistung, elektrische Arbeit
- ✓ Amplitude und Frequenz von Wechselstrom
- ✓ Elektromagnetische Wellen

Optik

- ✓ geometrische und Wellenoptik
- ✓ Auge

3.3 CHEMIE[5]

Atombau

- ✓ Atomkern, Elektronenhülle
- ✓ Ordnungszahlen
- ✓ Atommasse
- ✓ Elektronegativität
- ✓ Periodensystem der Elemente
- ✓ Radioaktivität

---

5   Universitätsklinikum Hamburg Eppendorf, 2016

Zustandsformen der Materie

- ✓ Phasen und Phasenübergänge
- ✓ Stoffe, Gemische, Lösungen
- ✓ hydrophil/hydrophob

Chemische Bindung

- ✓ Ionenbindung
- ✓ Atombindung (kovalente Bindung)
- ✓ Wasserstoffbrückenbindung
- ✓ van der Waals Bindungen

Elemente und Moleküle

- ✓ Wasserstoff, Sauerstoff, Kohlenstoff
- ✓ Stickstoff und deren einfache Verbindungen
- ✓ Alkane, Alkene, Alkine, Alkohole, Ester, Aldehyde, Ketone, Carbonsäuren
- ✓ Aromaten (Benzol)
- ✓ Kohlenhydrate, Proteine, Fette
- ✓ Isomerie
- ✓ Berechnung von molaren Massen und Konzentrationen

Chemische Reaktionen

- ✓ Formelschreibweise
- ✓ Stöchiometrie
- ✓ Exotherm/endotherm
- ✓ Massenwirkungsgesetz und Gleichgewichte
- ✓ Reaktionsgeschwindigkeit
- ✓ Aktivierungsenergie, Katalysator

Säure/Base

- ✓ pH-Wert
- ✓ Säuren/Basen nach Brönsted
- ✓ Autoprotolyse des Wassers
- ✓ Säurestärke
- ✓ häufig verwendete Säuren, Basen, Salze
- ✓ Puffer

Oxidation/Reduktion

- ✓ Redoxreaktionen
- ✓ Oxidationszahlen
- ✓ Galvanisches Element
- ✓ Spannungsreihe

3.4 BIOLOGIE[6]

Zytologie

- ✓ Prokaryonten
- ✓ Eukaryonten
- ✓ Zellaufbau und Organellen
- ✓ Viren

Prinzipien des Stoffwechsels

- ✓ Glykolyse, Citratzyklus, Atmungskette
- ✓ enzymatische Reaktionen, Energieübertragung durch ATP

Prinzipien der Regulation

- ✓ Hormone
- ✓ Nervenreizleitung

Genetik

- ✓ Mendelsche Regeln
- ✓ Gene und Vererbung
- ✓ Evolution
- ✓ Zellteilung, Mitose, Meiose
- ✓ Keimzellen
- ✓ Aufbau des Genoms
- ✓ Endosymbiontentheorie
- ✓ Mutationen
- ✓ DNA: Aufbau, Replikation, Reparatur
- ✓ Proteinbiosynthese: Transkription, Translation Gentechnik (z. B. Polymerasekettenreaktion, Klonierung)

---

6   Universitätsklinikum Hamburg Eppendorf, 2016

4   WIE BEREITET MAN SICH VOR?

In Abhängigkeit von Deinen Vorkenntnissen empfehlen wir eine Vorbereitungszeit von **mind. acht bis 12 Wochen**. Im Folgenden wollen wir Dir eine Richtschnur und praktische Tipps zur gezielten Vorbereitung an die Hand geben. Am Ende des Kapitels findest Du Bücherempfehlungen, die von HAM-Nat Veteranen abgegeben wurden und die das gesamte Spektrum des Stoffkatalogs abdecken. Mit diesen Informationen kannst Du Deine Vorbereitung zeitsparend, zielgerichtet und selbstständig planen.

4.1   IST EINE VORBEREITUNG IN DER GRUPPE SINNVOLL?

Die gemeinsame Vorbereitung in einer Gruppe scheint einer nur selbstständigen Vorbereitung etwas überlegen zu sein – vor allem, wenn die schulischen Leistungen etwas schlechter sind. Das ist statistisch[7] belegt. Auch aus eigener Erfahrung können wir die Vorbereitung in einer Gruppe nur gut heißen. Eine Gruppe von 2-3 Personen ist dafür ideal. Dadurch wird die Vorbereitung nicht nur gründlicher, sondern macht v.a. auch mehr Spaß und motiviert. Bereits gemeinsam nebeneinander still zu lernen ist unerwartet motivierend.

Für eine funktionierende Gruppenarbeit ist es sinnvoll einige Regeln zu beherzigen:

- ✓   Vor jedem Gruppentreffen muss Einzelarbeit stattgefunden haben.
- ✓   Die Größe der Gruppe sollte max. fünf Personen betragen. Am Besten jedoch nur 2-3.
- ✓   Die Stärken der TeilnehmerInnen sollten unterschiedlich verteilt sein. Nur dann kann man von den anderen profitieren.
- ✓   Vor jedem Gruppentreffen sollte ein klares Ziel definiert werden, dem alle Gruppenmitglieder zustimmen.

Für die Suche nach LernpartnerInnen kannst Du Dir die sozialen Medien, wie facebook, oder das Medilearn-forum zu Nutze machen.

---

[7]   Zentrum für Testentwicklung und Diagnostik an der Universität Freiburg, 2009

4.2 VERBESSERT EIN PROBETEST DIE CHANCEN AUF EINEN STUDIENPLATZ?

Diese Frage ist mit einem klaren JA zu beantworten. Wir empfehlen daher die Durchführung eines Probetests, nachdem Du Dich bereits eine gewisse Zeit vorbereitet hast, um Lücken aufzudecken. Ein guter Zeitpunkt dafür wäre demnach etwa zwei bis drei Wochen vor dem Test. Somit weißt Du, wo es noch Verbesserungsbedarf gibt und hast noch ausreichend Zeit, diesem Rechnung zu tragen. Der Originaltest wird auf Papier durchgeführt, wo man z. B. Notizen und Hervorhebungen bei komplexen Aufgaben machen kann. Einige Anbieter bieten auch Online-Probetests an. Wir empfehlen Dir jedoch den Probelauf auf Papier durchzuführen, um das richtige „Mediengefühl" bei der Testbearbeitung mit all seinen Möglichkeiten zu erhalten und den eigenen Arbeitsstil in diese Richtung zu schulen und zu optimieren.

Informiere Dich rechtzeitig, um Dir einen Platz zu sichern.

4.3 LERNPLAN

Es ist sehr wichtig sich einen Überblick über den Lernstoff zu verschaffen und für eine gezielte Vorbereitung diesen dann in handliche Portionen einzuteilen. Zur Organisation eignet sich die Erstellung eines Lernplans, den Du wie folgt gestalten kannst:

Praktisch ist es, wenn Du die Planung an einem großen Terminkalender durchführst und

Als erstes alle **wichtigen Termine** (Prüfungstag, Ferien, Events, Anreise etc.) darauf einträgst. Es ist wichtig, dass Du einen Zeitpuffer von etwa drei Tagen am Ende für unvorhersehbare Ereignisse wie z. B. Grippe, Fehlplanung oder ähnliches einzubauen. Am letzten Tag vor dem Test solltest Du nicht mehr trainieren, sondern nur noch entspannen.

Als zweites sollte der Übersichtsplan erstellt werden. Du teilst Dir dazu die fünf bis acht Wochen bis zum Prüfungstermin ein und hältst für jede Woche fest, welche Stoffmenge an welchem Tag einstudiert werden soll.

Als **dritter Schritt** folgt jetzt die **Tagesplanung**, bei der genau festgelegt wird, was Du für den nächsten Tag durchnehmen möchtest. D. h. Du hältst jeden Tag für den nächsten Tag schwarz auf weiß fest, welches Kapitel, welche Seiten, welches Thema geübt wird. Der Aufwand kostet nur ca. eine Minute. Ebenso solltest Du für den kommenden Tag neben der genauen Arbeit auch die Erholung festsetzen. Wichtig ist, dass Du jeden Tag die zwei Stunden Training einhältst und Dir ein realistisches Ziel für jeden Tag setzt, das Dich nicht überfordert. Das Gefühl, mit dem Trainingspensum nicht Schritt halten zu können, frustriert und demotiviert.

Nach Erledigung eines jeden Häppchens ist es ein gutes Gefühl, dieses auf dem Terminplaner durchzustreichen und Dich selber dafür zu loben. Mit gutem Gewissen darfst Du dann auch etwas für Dein eigenes Vergnügen tun. Dieses Aufteilen und Vorausplanen hat einen enormen psychologischen Effekt. Man hat das Gefühl, die Sache unter Kontrolle zu haben, was Beruhigung und Zufriedenheit erzeugt. Ohne Planung hat man meist ein schlechtes Gewissen, wenn man nicht lernt, da man keinen Überblick über den Stoffumfang hat. Eine Einteilung des Lernstoffes dient daher Deinem eigenen Wohlbefinden.

Für ein effektiveres Training eignet es sich auch festzustellen, zu welcher Tageszeit die Konzentration und das Aufnahmevermögen maximal sind. Morgens, nachmittags, abends, nachts? Es ist wenig hilfreich, wenn Du Dich zwingst Dir etwas merken zu wollen, während Du gleichzeitig schlapp und müde bist. Es dauert dadurch nicht nur länger etwas zu verstehen, sondern Du merkst es Dir auch schlechter. Der Eindruck nicht voranzukommen und die Qual mit der Müdigkeit zu kämpfen, bringt nur eins: Frustration. Und genau die sollte vermieden werden. Günstig ist es z.B. über eine Woche hinweg Dich selbst zu beobachten und niederzuschreiben, zu welcher Uhrzeit Du geistig sehr aufnahmefähig bist. Du kannst dazu Deine Aufnahmefähigkeit z.B. anhand einer Punkteskala von 1 bis 5 bewerten. 1 steht für optimal aufnahmefähig, 5 für müde, unkonzentriert und schlecht aufnahmefähig.

Auch ein geregelter Arbeitstag mit festen Arbeitszeiten ist günstig, da jede Umstellung Energie kostet. In der Regel schafft man es, sich pro Tag ca. zwei Stunden voll konzentrieren zu können. Es gilt zwar Deine Konzentrationsfähigkeit zu steigern, Dich aber nicht damit zu überfordern. Daher sind Pausen ein unumstößlicher Bestandteil einer jeden Lerneinheit, da sie die Leistungsfähigkeit steigern. Die Dauer der Pause sollte im Vornhinein fixiert werden (z.B. 15 min). Die Pausenaktivität sollte sich von der Lerntätigkeit unterscheiden. Zu vermeiden sind jedoch spannende Pausenaktivitäten, wie z.B. Computer spielen oder TV-Serien gucken. Während der Pause solltest Du vom Arbeitsplatz aufstehen und den Platz wechseln. Obwohl es ohnehin manchmal unvermeidlich ist, Hobbies, sportliche Aktivitäten und anderen Zeitvertreib einzuschränken, so solltest Du jedoch nie ganz darauf verzichten! Man lernt sehr viel effektiver, wenn für Ausgleich gesorgt ist.

4.4 LERNEN ZU LERNEN

Wir messen diesem Kapitel in unserem Leitfaden besondere Bedeutung bei, da man hier nicht nur etwas für die Prüfung, sondern – wie es so schön heißt – fürs Leben lernen kann. Wir haben in den sechs Jahren Medizinstudium viele Lernstrategien ausprobiert, die wir uns teils angelesen, teils intuitiv erschlossen haben. Rückblickend hätten wir uns gewünscht, früher mit dem Thema Kontakt gehabt zu haben. Denn je früher man sich mit dem Thema Lerntechniken beschäftigt, desto mehr Zeit spart man sich langfristig. Langfristig, da man mit einer richtigen Strategie Lerninhalte weitaus effizienter, besser und länger im Gehirn abspeichern kann.

Unser Gedächtnis gliedert sich in drei Teile (3-Speicher-Modell).

Das **Ultrakurzzeitgedächtnis** speichert Informationen für ca. 250 ms. Die Informationen sind i.d.R. sensorischer Natur, wie akustische, optische Reize. Vom sensorischen Speicher gelangt dann die Information weiter in das **Kurzzeitgedächtnis**, das die Inhalte für einige Minuten behält. Hier werden die Informationen selektiert und für weitere Verarbeitung interpretiert. Der nächste große Schritt ist die Einspeicherung vom Kurzzeitgedächtnis ins **Langzeitgedächtnis**, wo Informationen jahrelang gespeichert werden können. Unser Gehirn arbeitet dabei in höchstem Maße ökonomisch und selektiert irrelevante Informationen aus. Bildlich kann man sich diesen Filterprozess wie den Zugang zu einem OP-Saal vorstellen: Tür um Tür und Schleuse um Schleuse werden die Anforderungen an die Reinheit (Relevanz der Informationen) größer, bis man schließlich in den OP-Saal (Langzeitgedächtnis) gelangt.

Die Gretchenfrage ist also, wie man diese Türen und Schleusen überwindet, um Informationen gezielt im Langzeitgedächtnis ablegen zu können. Dazu ist es notwendig zu verstehen, wie unser Kurzzeitgedächtnis arbeitet und mit welchen Methoden die darüber gewonnen Inhalte tiefer im Gedächtnis verankert werden können.

Das **Kurzzeitgedächtnis** hat eine **Kapazität von sieben plus/minus zwei Gedächtnisinhalten** oder sogenannten „bits". Ein solcher Gedächtnisinhalt kann eine Zahl, ein Ereignis oder ein Wort etc. sein. So entsprechen die Zahlen 9 5 1 4 vier bits. Das Kurzzeitgedächtnis könnte also noch weitere ein bis fünf bits für einige Minuten speichern. Kann man diese Gedächtnisinhalte jedoch zu sogenannten „chunks" bündeln, zählen sie nur wie ein bit. Sortiert man also die Zahlen zu 1 9 4 5 um, könnte man damit eine Assoziation zum Ende des 2. Weltkriegs herstellen und hätte aus vier bits ein chunk gemacht, das als nur ein bit zählt.

Wir lernen aus diesen Feststellungen also zwei Dinge:

1. **MERKE!** Unser Kurzzeitspeicher nimmt maximal sieben Gedächtnisinhalte plus/minus zwei auf.

2. **MERKE!** Die Bündelung und Assoziation von Informationen mit bereits vorhandenem Wissen erhöht die Aufnahmefähigkeit. Praktisch lässt sich so eine Bündelung z.B. in Form eines Spickzettels oder einer Karteikarte durchführen.

Der Löwenanteil für das Vergessen der Informationen im Kurzzeitspeicher geht auf das Konto von sog. „Interferenzen"[8]. Man könnte Interferenzen auch als Überforderung bezeichnen. Diese werden vorwiegend durch zu große Mengen an Informationen, Ähnlichkeit von Informationen (z.B. spanische und italienische Vokabeln nacheinander lernen) und der Gleichzeitigkeit von Informationen (z.B. Messenger und Lernen) bedingt. Dabei merkt man i.d.R. nicht, wann diese Interferenzen auftreten, sondern erst dann, wenn man das Gelernte rekapitulieren will.

Wie kann eine solche Kurzentspannung aussehen? Eine Kurzentspannung lenkt die Aufmerksamkeit von außen nach innen. Man schenkt also nicht mehr der Umgebung, sondern viel mehr einem selbst die Aufmerksamkeit und erleichtert so den Lernprozess. Man kann die im Folgenden genannten Entspannungsübungen auch vor einer Prüfung anwenden, um sicher zu stellen, dass das Abrufen und die Anwendung des Gelernten ideal funktioniert.

Übung: Vorstellung eines Gegenstands

Du brauchst für diese Übung nichts weiter als einen kleinen Gegenstand in deiner Umgebung, wie z.B. einen Apfel, einen Kugelschreiber, ein Buch etc. Im **ersten Schritt** siehst Du Dir den Gegenstand genau an und versuchst Dir davon jedes Detail einzuprägen. Farbe, Form, Kontrast, Oberfläche, Geruch, Gewicht, Temperatur usw. Im **zweiten Schritt** schließt Du jetzt die Augen und versuchst den Gegenstand mental zu rekonstruieren.

---

8   Vgl. Hofmann & Löhle, 2012

Dabei kannst Du Dir wieder die oben genannten Fragen zu den Details des Gegenstands stellen. Welche Farbe, Form, Kontrast, Oberfläche, Geruch, Gewicht und Temperatur hatte der Gegenstand? Im **dritten Schritt** öffnest Du die Augen wieder und vergleichst die Vorstellung mit dem realen Objekt. Welche Unterschiede sind festzustellen? Anschließend kannst Du Dir den Gegenstand erneut vorstellen oder in Deiner Vorstellung gewisse Änderungen am Gegenstand vornehmen, wie eine andere Farbe, Form, Oberfläche etc.

Aber wie schafft man es, effizient den Informationen den Weg vom Kurzzeit- ins Langzeitgedächtnis zu ebnen? Der Satz „Repetitio est mater studiorum" (lat.; „Die Wiederholung ist die Mutter des Lernens") hat auch heute noch seine Berechtigung. Allerdings kann die reine Wiederholung monoton werden. Vielmehr sollte man die Informationen im Kurzzeitgedächtnis „bearbeiten". Es gilt allgemein: Je mehr Aufmerksamkeit Du einer Information schenkst, desto besser bleibt sie haften.

Verschiedene Techniken helfen einem z. B. einen **zu lernenden Text** in die Tiefen seines Gehirns aufzunehmen.

Wer den Text nur durchliest, abschreibt oder Textteile unterstreicht, wird wenig behalten. Wer den Text zusammenfasst, einzelne Passagen mit eigenen Worten herausschreibt und eigene Überschriften vergibt, überflüssige Textteile wie Beispiele herausstreicht, Anmerkungen zum Text formuliert, wie „Das verstehe ich nicht", „Das Bsp. ist mir unklar", wird sich den Text schon besser merken. Diejenigen, die eine Assoziation zu persönlichen Ereignissen suchen, eine fiktive Rezension verfassen, sich überlegen, was man davon verfilmen könnte, den Text auf eine **Karteikarte** zusammenfassen oder den **Inhalt visualisieren**, werden den Text sehr gut in Erinnerung behalten. Eine sehr effektive Methode ist es auch, einen Text **vor einer Gruppe vorzutragen** bzw. jemandem zu erklären.

4.4.1   VISUALISIERUNG

Im Speziellen möchten wir den Begriff **Visualisierung** hier noch mal etwas genauer erklären, da er enorm wichtig ist. Zur Aufnahme von Informationen werden einige unserer fünf Sinne stärker bevorzugt als andere. So nehmen wir laut Hofmann & Löhle mit dem Auge 83%, mit dem Ohr 11%, mit dem Geruch 3,5%, mit dem Tastsinn 1,5% und mit dem Geschmackssinn 0,1% auf. Diese Prozentzahlen sind natürlich bei jedem Menschen etwas anders.

Was passiert jedoch, wenn die Sinnesmodalitäten kombiniert werden? Je unterschiedlicher wir uns unseren Lernstoff aneignen, desto vielfältiger sind die Möglichkeiten des Erinnerns und Behaltens. Deshalb steigt die Erinnerungsquote deutlich an, je mehr Sinne am Lernprozess beteiligt sind:

1.   Nur Hören: 20 %
2.   Nur Sehen: 30 %
3.   Sehen und Hören: 50 %
4.   Sehen, Hören und Diskutieren: 70 %
5.   Sehen, Hören, Diskutieren und selber Tun: 90 %

Warum speichern wir eine visualisierte Information besser ab, als eine reine Textinformation? Unsere beiden Gehirnhälften haben unterschiedliche Spezialisierungen. Vereinfacht kann man sagen, dass die Linke das Zentrum des verbalen Verstehens ist und die Rechte auf die optische Verarbeitung von Information spezialisiert ist. Wird ein Text nur gelesen, spricht man damit hauptsächlich die linke Hemisphäre an. Wird allerdings der Text geistig in ein Bild umgewandelt, wird zusätzlich das dominante Zentrum der optischen Informationsverarbeitung angesprochen. Die Abspeicherung der Information hat damit eine viel höhere Wahrscheinlichkeit.

Im Medizinstudium kommt Detailwissen eine große Bedeutung zu, da dieses Spezialwissen gerne als „schwierige Frage" in den Prüfungen auftaucht. Warum wir noch heute wissen, in welchem Organ sich vornehmlich der Glucose Transporter 1, 2, 3, 4, 5 oder 6 befindet, in welcher Reihenfolge die Gerinnungsfaktoren der in- und extrinsischen Blutgerinnung aufeinanderfolgen oder wie der Plexus brachialis aufgebaut ist, wirst Du Dir denken können. Wir haben diese Informationen visualisiert, um sie nach Ende des Studiums immer noch im Gedächtnis zu haben. Der Nutzen dieses Wissens sei natürlich dahingestellt.

Wie visualisiert man effektiv und was ist mit dem Begriff genau gemeint?

Visualisierung bezeichnet die Verbildlichung eines Textes, z. B. in Form einer **Skizze** oder eines **Diagramms**. So merkt man sich die oben gezeigten Prozentzahlen leichter, indem man sie graphisch darstellt.

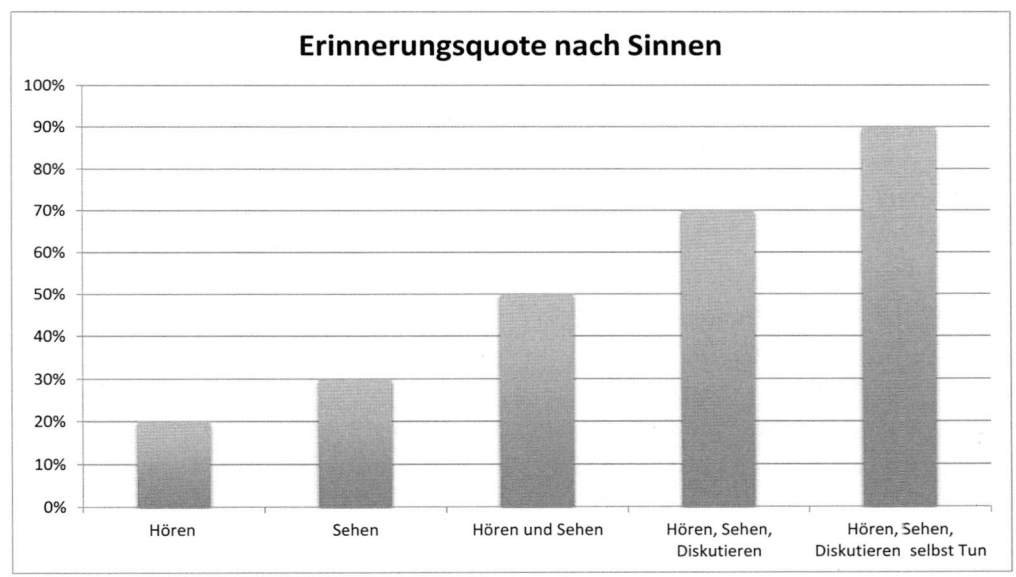

Andererseits bezeichnet der Begriff die Verbildlichung vor dem geistigen Auge in abstrahierter Form. Diese Verbildlichung ist eine Mnemotechnik, die sich der sog. Loci-Methode (Loci = Ort) bedient. Dazu kannst Du in folgenden Schritten vorgehen:

Als **ersten Schritt** solltest Du die absolute Richtigkeit der Information genau überprüfen, denn die Informationen werden sich derart tief in die Furchen deines Gedächtnisses graben, dass anschließende Änderungen schwierig sind.

Als **zweiten Schritt** überlegst Du Dir, wie diese Informationen sinnvoll in einen oder mehrere Räume sortiert werden könnten. Am einfachsten stellst Du Dir dazu Räume vor, die Dir bekannt sind, wie z. B. die Wohnung/ das Haus der Eltern/Großeltern etc.

Als **dritten Schritt** wandelst Du nun jede Information, die Du speichern möchtest, in ein Bild um. Dabei muss das Bild einprägsam und unverwechselbar sein. Die Abstrahierung einer Information, z. B. Nervus radialis wird zu „Fahrrad", ist dabei hilfreich.

Im **vierten Schritt** sortierst Du nun diese Einzelbilder in den/die Räume. Es reicht nicht aus, diese Räume einmal zu bauen und dann zu vergessen. Repetitio est mater studiorum. Ein paar Wiederholungen vor dem geistigen Auge schaffen diese Informationen schließlich sicher und unbeschadet vom Kurz- ins Langzeitgedächtnis.

Anfangs mag diese Methode umständlich und zeitaufwändig erscheinen, aber das Gegenteil ist der Fall. Diese Gedächtnisinhalte sind klebriger als Honig, widerspenstiger als Unkraut und haften wie Pech. Genug der Metaphern – Hauptsache die Botschaft ist nun klarer.

Ein Beispiel, um die Visualisierung noch klarer zu machen:

Ein Antiemetikum bezeichnet ein Medikament, das gegen Übelkeit eingenommen werden kann. Es gibt eine Reihe von Wirkstoffen, die dafür eingesetzt werden.

- ✓ Prokinetika
- ✓ H1-Antihistaminika
- ✓ Setrone
- ✓ Anticholinergika
- ✓ Neurokinin-1-Rezeptorantagonisten
- ✓ Kortikoide

Damit Du Dir diese Gruppe von Medikamentenwirkstoffen besser gesammelt merken kannst, transportiere sie als **ersten Schritt** in einen Raum, z. B. ein Dixi-Klo, da hier die Assoziation mit Übelkeit leicht gelingt. Als **zweiten Schritt** abstrahiere nun die Begriffe, damit Du sie Dir besser vorstellen und merken kannst. Jeder Begriff sollte in ein eindeutiges Bild „übersetzt" werden.

- ✓ Prokinetika → Chinese
- ✓ H1-Antihistaminika → Hisbollah-Kämpfer mit Zigarette (steht für 1)
- ✓ Setrone → Thron eines Königs
- ✓ Anticholinergika → Coladose
- ✓ Neurokinin-1-Rezeptorantagonisten → Neurologin mit Zigarette
- ✓ Kortikoide → Patient mit Stammfettsucht (Nebenwirkung des Kortison)

Nun platziere dieses Gruselkabinett an Menschen um das Dixi-Klo herum. Z. B. steht der Chinese in der Tür und übergibt sich, während davor eine rauchende Neurologin einem Hisbollah-Kämpfer eine Zigarette anbietet.

Wartend sitzt ein ziemlich dicker Mensch auf einem Thron daneben, der eine Cola trinkt. Fertig. Nachdem Du dieses Bild nun einige Male vor Deinem geistigen Auge wiederholt hast, wird Dir diese Medikamentengruppe wohl nicht mehr so leicht entfallen. Und Spaß hat es obendrein auch noch gemacht.

4.4.2 MERKSPRÜCHE UND ESELSBRÜCKEN

Eine weitere Methode zur Einprägung von Faktenwissen sind die Merksprüche oder auch Eselsbrücken.

Bsp. 1

Gallensteine bekommen i.d.R. PatientInnen mit den fünf F:

- ✓ Female
- ✓ Fat
- ✓ Fourty
- ✓ Fertile
- ✓ Fair (blond)

Bsp. 2

Die Symptome der akuten Sarkoidose (M. Boeck bzw. Löfgren-Syndrom)

- ✓ Hiluslymphknotenvergrößerung
- ✓ Arthralgie
- ✓ Fieber
- ✓ Erythema nodosum

H A F E n' – Boeck war Norweger und Löfgren Schwede: „Die Wikinger hatten viel am HAFEn zu tun."

Durch Eselsbrücken nutzt man die assoziative Arbeitsweise des Gehirns aus. Dabei werden zwei unabhängige Ideen durch ein Assoziationsglied miteinander verknüpft. Im ersten Beispiel ist ein Reim das Bindeglied (akustische Assoziation) und im zweiten Beispiel wird ein ungewöhnlicher Sachverhalt durch ein Bild erinnert (visuelle Assoziation). Merksprüche gibt es in der Medizin zu Hauf. Man sollte sich aber nicht scheuen auch eigene kreative Eselsbrücken zu basteln.

4.4.3   KARTEIKARTENSYSTEM

Als dritten Punkt zur Vertiefung eines Textes wollen wir auch das **Karteikartensystem** herauspicken und noch mal etwas genauer beleuchten.

Viele verwenden Karteikarten um Vokabeln für Fremdsprachen zu lernen. Aber diese wunderbare Lernmethode eignet sich ebenso gut für das Lernen von Formeln in Physik, von chemischen Reaktionen in Biochemie oder von Krankheitsbildern in der Medizin. Die Liste ließe sich unendlich fortsetzen.

Und warum sind Karteikarten genial? Das Erstellen einer Karteikarte folgt den Gesetzmäßigkeiten des „Chunkings". Eine gute Karteikarte ist so gestaltet, dass die Menge der Information insgesamt begrenzt ist und die darauf enthaltenen Informationen zu möglichst vielen Assoziationen anregen, also eine Art Stichwort für andere Gedächtnisinhalte geben.[9] Die Arbeit an einer guten Karteikarte, auf der man sich auf das Wichtigste zu reduzieren versucht, ist also in Bezug auf die Vertiefung eines Lerninhalts eine sehr sinnvolle Tätigkeit. Da, wie wir weiter oben gelernt haben, durch das Ansprechen mehrerer Sinne die Lernerfolgsquote steigt, solltest Du Dir bei der Abfrage die Begriffe am besten laut vorlesen. Damit wird nicht nur der Sinn „Sehen", sondern ebenso der Sinn „Hören" involviert.

1973 stellt Sebastian **Leitner** zu dieser Lernmethode ein praktisches System vor. Dabei erstellt man z.B. sechs Trennkarten, die später eine Karteikartenbox untergliedern sollen.

Die Trennkarten werden mit folgenden Begriffen beschriftet und in der gezeigten Reihenfolge in den Karteikasten sortiert:

1. Vorrat
2. Neue Lernkarten
3. 1. Wiederholung
4. 2. Wiederholung
5. 3. Wiederholung
6. Ablage

Nachdem man nun mehrere neue Lernkarten erstellt hat, sortiert man diese zu „neuen Lernkarten". Die Karten im Fach „neue Lernkarten" werden täglich wiederholt, die Karten im Fach „1. Wiederholung" jeden zweiten Tag, die Karten im Fach „2. Wiederholung" jeden vierten und die Karten in Fach „3. Wiederholung" jeden siebten Tag. Wird die Lösung einer Karteikarte richtig erkannt, so wird diese hinten in das jeweils nächste Fach gesteckt. War die Lösung nicht bekannt, so wandert sie nicht in das jeweils nächste, sondern wieder zurück ins vordere Fach „Neue Lernkarten". Je nach Lerntyp können die Zeitintervalle zwischen den Wiederholungen auch weitaus größer gewählt werden.

---

9   Vgl. Hofmann & Löhle, 2012

Eine sehr praktische Alternative zu den geschriebenen Karteikarten ist eine Karteikarten App. Die App „flashcards deluxe" erlaubt beispielsweise die Bebilderung einer jeden Karteikarte und wiederholt die Lerninhalte nach dem Leitner-System. Anstatt eine Karteikartenbox mit sich herumzuschleppen, hat man auf seinem Smartphone oder Tablet-PC den ganzen Lernstoff ständig parat und kann so die Zeit, z. B. in der Bahn, sinnvoll nutzen.

Wie lese ich einen Text effektiv oder verfolge eine Vorlesung?

Im Folgenden wollen wir einige der bereits genannten Lernstrategien zusammenfassen und daraus eine praktische Anwendung formen. Als letzten Punkt gehen wir daher auf das Thema **„Mit- und Herausschreiben"** ein. Wir saßen nun fünf Jahre im Hörsaal und haben Berge von Papier produziert, um die Vorlesungen unserer Professoren besser behalten zu können. Aber nicht nur bei Vorträgen ist es sinnvoll eigene Mitschriften zu verfassen, sondern genauso zweckmäßig ist es, aus Texten Zusammenfassungen zu erstellen. Denn wer das Wesentliche einer Text- oder Verbalinformation mitschreibt, hat eine siebenfach höhere Wahrscheinlichkeit das Gehörte oder Gelesene im Gedächtnis abzuspeichern.[10]

Folgende **Faustregel** solltest Du für das Mit- bzw. Herausschreiben beherzigen:

- ✓ Du solltest einen Text immer bearbeitet haben, bevor Du ihn weglegst (z. B. Wichtiges unterstreichen, eigene Überschriften ausarbeiten, wichtigste Punkte zusammenfassen).

- ✓ Du solltest maximal 15 Min. einen Text lesen. Danach solltest Du die Kernaussage(n) formulieren und dann aufschreiben.

Die **SQ3R – Methode** ist eine 1946 von Francis P. Robinson entwickelte Methode zur Vertiefung von gelesenen Texten. Dabei steht SQ3R für „**S**ervey, **Q**uestion, **R**ead, **R**ecite and **R**eview".

Das Lesen wird also in fünf Schritte eingeteilt:

- ✓ Survey: Hier geht es darum einen Überblick zu gewinnen, indem die wichtigsten Textelemente gelesen werden: Titel, Überschriften, Einleitung etc.

- ✓ Question: Man stellt sich dabei Fragen, wie z. B. „Welche Information suche/erwarte ich?". Dieser Schritt weckt die Motivation, auf die Fragen Antworten im Text finden zu wollen.

- ✓ Read: Jetzt wird der Text langsam und aufmerksam Abschnitt für Abschnitt gelesen. Dabei solltest Du Dir Schlüsselwörter und Zusammenhänge farbig markieren.

---

10 Vgl. Hofmann & Löhle, 2012, siehe 2.4 Konkrete Anwendung auf das Mit- bzw. Herausschreiben

✓ Recite: Das Gelesene wird in Erinnerung gerufen. Das sollte am besten nach jedem Abschnitt erfolgen, indem Du Dich fragst, was die Schlüsselworte und die Zusammenhänge waren. Nach mehreren Abschnitten solltest Du die Kernaussagen in eigenen Worten aufschreiben oder am besten farbig in einer **Mindmap** darstellen.

✓ Review: Das Kapitel wird noch einmal durchgeblättert und die Überschriften werden erneut gelesen. Dabei überlegst Du Dir, wie die einzelnen Abschnitte zusammenhängen und wie Du das Gelernte selbst praktisch anwenden könntest.

Diese Methode ist zwar zeitaufwändig, speichert aber dafür effektiv das Gelernte im Gedächtnis ab, da man sich aktiv mit dem Lernstoff auseinandersetzt.

Die **Cornell-Methode** oder auch **Cornell-Note-Taking-System** ist eine von Walter Pauk (Professor an der Cornell Universität) entwickelte Methode, um Mitschriften während eines Vortrags zu erstellen. Dabei teilt man ein DIN-A4-Blatt in zwei Spalten ein. Dabei sollte die linke etwa 1/3 der rechten großen Spalte betragen. Am unteren Ende des Blatts wird eine horizontale Zeile gelassen, die ca. 5cm beträgt. Das Blatt wird wie folgt beschriftet:

Überschrift, Datum	
Schlüsselworte/Fragen	Notizen
Zusammenfassung	

Der Bereich „Notizen" dient der eigentlichen Mitschrift. Dabei werden nur die Hauptideen notiert und lange Sätze werden vermieden. Auch Symbole helfen der Übersicht, wie ! = wichtig, P = Prüfung etc., genauso wie farbige Markierungen, z. B. blau für Definitionen, rot für Merksätze etc. Im Bereich Schlüsselworte/Fragen werden zur Strukturierung eben diese eingetragen bzw. nachgetragen. Spätestens 24 Stunden nach dem Mitschrieb sollte man eine kurze Zusammenfassung in den unteren Bereich schreiben, um den Lernstoff zu wiederholen. Eine Abfrage kann durch Verdecken der rechten Spalte erfolgen.

4.5 ALLGEMEINE TIPPS UND RATSCHLÄGE

Im Folgenden haben wir für Dich noch ein paar allgemeine Ratschläge zusammengefasst, die Dir während der Prüfung selbst und bei Deiner Vorbereitung helfen sollen. Diese Tipps sind eine Sammlung von Lehren aus den eigenen Fehlern und denen unserer KursteilnehmerInnen. Mach es also schlauer und kenne den Weg durch das „Minenfeld".

✓ Bearbeite Unklares nach bis Du es vollständig verstanden hast! Denn oft wirst Du genau mit der Problematik im Test konfrontiert, die Du zu Hause immer vertagt und brav aufgeschoben hast.

✓ Arbeite während der Vorbereitung lieber etwas langsamer, als zu schnell und übernimm Dich nicht. Eine Lerneinheit sollte nicht länger als zwei Stunden dauern.

✓ Trainiere regelmäßig und zu einem festen Zeitpunkt, denn Umstellung kostet den Körper Energie. Du solltest zur Vorbereitung auf den Test Deinen gewohnten Lebensrhythmus nicht vollkommen umkrempeln, sondern Dich so verhalten wie immer. Du musst Dich also nicht bei Wasser und Brot in eine Klosterzelle einsperren lassen. Dass Du Dich weiterhin mit Deinen Freunden triffst, ist völlig in Ordnung.

✓ Kritisiere Dich nicht, sondern lobe Dich für alles, was Du bereits geschafft hast!

✓ Arbeite am besten zuerst die veröffentlichten Originalaufgaben durch und im Anschluss die Aufgaben kommerzieller Anbieter. Somit weißt Du, was das originale Niveau und was eine billige Nachahmung ist.

✓ Nimm an einem Probetest teil oder veranstalte mit Deiner Lerngruppe einen echten Probelauf nach den strengen Regeln des Testherstellers! Denn in Deiner neuen Wunschheimat (Preußen) muss man sich an Regeln halten.

✓ Achte auf Deine Ernährung! 120 Min. höchste Konzentration sind wie ein Marathonlauf. Also bereite Deinen Körper auf diese außergewöhnliche Belastung vor und unterstütze ihn durch eine ausgewogene Ernährung. Es empfiehlt sich abends vor dem Test kohlenhydratreich (Bsp. Spagetti) und morgens ballaststoffreich (Bsp. Vollkornmüsli) zu essen. Ballaststoffe sorgen für ein längeres Sattheitsgefühl und ein knurrender Magen wird Dich nicht von der Prüfung ablenken. In der Pause empfiehlt es sich Kohlenhydrate aufzunehmen. z.B. eine Semmel, Nudelsalat oder Powerriegel, um Dein Blutzucker schnell wieder auf Vordermann zu bringen.

✓ Ganz wichtig! Der letzte Tag vor dem Test dient allein der Entspannung. An diesem Tag solltest Du nichts, aber auch gar nichts mehr üben. Gehe Deiner Lieblingsbeschäftigung nach, treibe Sport oder geh in die Sauna, um den Stress der Vorbereitung von Dir abperlen zu lassen. Sammle Kraft für den nächsten Tag und geh früh ins Bett. Ausgeruht und motiviert in Deinen Testtag zu starten hat einen enorm positiven Effekt auf Dein Leistungsfähigkeit.

✓ Verwende keine Schlafmittel, die den für die Erholung wichtigen REM-Schlaf unterdrücken. Hopfen oder Baldrian sind sanfte Einschlafmittel, die empfohlen werden können.

✓ Keine Angst vor einem unruhigen Schlaf. Ein verkürzter Schlaf von fünf Stunden oder weniger wirkt sich erst dann auf die Leistungsfähigkeit aus, wenn man wiederholt nacheinander zu kurz schläft.

✓ Vermeide Hektik und Stress am Morgen der Prüfung. Kenne den Weg zum Prüfungsort und überlege Dir genau, wo Du parken kannst, mit welcher Linie Du fahren musst oder wie lang der Fußweg dauert.

✓ Behalte die Zeit im Auge! Hab eine Armbanduhr, eine Stoppuhr oder etwas Ähnliches dabei und kontrolliere regelmäßig, wie viel Restzeit Dir noch zur Verfügung steht. Nach Möglichkeit solltest Du eine analoge Uhr verwenden, die Dir nicht wegen vieler Sonderfunktionen am Eingang abgenommen wird. Arbeite zügig und konzentriert, denn 1,5 Min. pro Aufgabe vergehen schnell.

✓ Übertrage alle Lösungen sofort in den Antwortbogen! Kreuze auf keinen Fall zuerst alle Fragen im Prüfungsbogen an, um sie dann später auf das Lösungsblatt zu übertragen. Da man diese Arbeit meist ans Ende der Prüfung aufschiebt, kann diese Strategie bei Zeitknappheit zum Verlust aller Punkte führen. Übertrage also alle Lösungen sofort in den Antwortbogen! Bei der Übertragung der Antworten solltest Du genau prüfen, ob Du Deine Markierung auch bei der richtigen Aufgabennummer setzt! Gleiche bei jeder Markierung die Aufgabennummer im Arbeitsheft mit der Aufgabennummer auf dem Antwortbogen ab. Bearbeitest Du Nr. 73, dann überprüfst Du, dass Du bei Nr. 73 Deine Markierung setzt.

✓ Bleibt keine Zeit mehr für die Bearbeitung von Aufgaben, solltest Du trotzdem bei jeder Aufgabe eine Antwort ankreuzen und Dir mit einer 20% Trefferwahrscheinlichkeit einen Punkt sichern! Es mag sein, dass der Testersteller die Häufigkeit der Antwortmöglichkeiten gleich verteilen. In diesem Fall erhöhst Du mit folgender Strategie Deine Trefferwahrscheinlichkeit. Überfliege auf dem Antwortbogen grob wie häufig Du die Buchstaben (A) bis (E) markiert hast. Dann entscheidest Du Dich für den Buchstaben, den Du am seltensten gekreuzt hast z. B. (B) und markierst bei allen nicht beantworteten Fragen nur (B).

✓ Halte Dich nicht bei schweren Aufgaben auf, sondern gehe zur nächsten Aufgabe über! Jede Aufgabe zählt einen Punkt, unabhängig, ob leicht oder schwer.

✓ Vertraue auf Deinen Körper und nimm keine Medikamente oder Aufputschmitteln ein. Du weißt nicht, welche Wirkung Medikamente in einer Stresssituation entfalten. Jeder kennt die Geschichte von dem Prüfling, der nach der Einnahme von Betablockern, den Test hervorragend durchschlief. Falls Du Dich jedoch trotzdem dafür entscheiden solltest, solltest Du den Effekt zuvor an Dir ausprobiert haben. Zuvor, d. h. nicht erst am Prüfungstag!

✓ Verwende Ohrenstöpsel während der Prüfung. Am Testtag wirst Du nicht alleine im Testraum sitzen, sondern mit Dir werden viele andere, nervös tippelnde und laut stöhnende TeilnehmerInnen das schweißtreibende Vergnügen des HAM-Nat teilen. Ohrenstöpsel helfen Dir das ständige Blättern, Kritzeln oder Räuspern zu überhören und Dich voll konzentrieren zu können.

✓   Zieh Dir etwas Warmes an. Die riesigen Testhallen sind meist schlecht beheizt und im ungünstigsten Fall, bekommst genau Du den Platz an der Tür, durch die es ständig zieht. Auch wenn es Sommer ist, pack den Pullover ein.

✓   Lass Deine Jacke am besten im Auto oder zu Hause und schenk den armen Hunden, die sich in der Garderobenschlange auf den Füßen stehen, ein Lächeln, während Du an Ihnen vorbei in den Testraum schreitest. Du brauchst an diesem Tag nur Deinen Perso/Reisepass und Deine Einladungsmail. Travel light.

✓   Und am aller wichtigsten: Vertraue auf Dich selbst und bring das Ding nach Hause!

5   WELCHE BÜCHER SIND EMPFEHLENSWERT?

Das Feld der Vorbereitungsbücher ist dicht gesät und die Qual der Wahl groß. Auf der Basis einer Umfrage mit ehemaligen HAM-Nat TeilnehmerInnen konnten wir einige besonders empfehlenswerte Bücher zur Vorbereitung auf den HAM-Nat selektieren. Es wurde insbesondere gefragt, mit welchen Büchern man sich den Lernstoff angeeignet hat, in wieweit das Inhaltsverzeichnis der Bücher mit dem Lernstoffkatalog übereistimmt und ob die Bücher empfehlenswert sind. Die Umfrage ist weiterhin online und unter https://www.surveymonkey.de/r/TJNBPXY ist eine Teilnahme möglich. Nach der Abgabe einer Bewertung können sofort die aktuellen Ergebnisse eingesehen werden.

Die bisherige Auswertung hat Gewinner hervorgebracht, die wir uneingeschränkt empfehlen können. Diese literarischen Leckerbissen sollten in Deinem Bücherregal nicht fehlen!

Es wurden Noten von 1 (sehr gut) bis 5 (sehr schlecht) vergeben und aus der Anzahl der Bewertungen der Mittelwert berechnet. Die Anzahl N der Bewertungen spiegelt auch die Beliebtheit der Bücher wieder. Die TeilnehmerInnen sollten nur Bewertungen für Bücher abgeben, die sie auch wirklich kennen.

Biologie

Zur Vorbereitung auf das Fach Biologie im HAM-Nat wurden 12 relevante Bücher bewertet. Der Sieger der Umfrage ist „Lindner Biologie". Das Buch sei *„[g]ut, um sich einen Überblick zu verschaffen, jedoch teilweise recht oberflächlich."* (anonyme Bewertung) Die 1. ÄP Biologie: Original Prüfungsfragen mit Kommentar, kann auch zum Üben von MC-Fragen empfohlen werden. *„Das Buch ist super zum Üben :) einiges ist aber auf Physikums Niveau und viel zu speziell. Dies würde im Ham-Nat nicht drankommen."* (anonyme Bewertung)

Tabelle 12: Auswertung Umfrage Biologie im HAM-Nat

Platz	Titel	Note (Mittelwert)	N (Anzahl der Bewertungen)
1	LINDER Biologie SII Schroedel Verlag ISBN: 978-3507109308	1,82	N = 11
2	T-Med Skriptum Biologie	2,0	N = 7
3	MEDI-LEARN Skriptenreihe 2014/15: Biologie ISBN: 978-3956580017	2,07	N = 14
4	Duden Basiswissen Schule Biologie Bibliographisches Institut ISBN: 978-3411046133	2,27	N = 11
5	1. ÄP Biologie: Original Prüfungsfragen mit Kommentar Thieme Verlag ISBN: 978-3131149008	2,29	N = 14

6	Biologie für Mediziner Springer Verlag ISBN: 978-3662461778	2,33	N = 9
7	mediscript Kurzlehrbuch Biologie Urban & Fischer Verlag ISBN: 978-3437433221	2,43	N = 7
8	Campbell Biologie Pearson Studium ISBN: 978-3868942590	2,5	N = 8
9	Biologie Anatomie Physiologie 7. Aufl. Urban & Fischer Verlag/Elsevier GmbH ISBN: 978-3437268021	2,71	N = 7
10	Kurzlehrbuch Biologie Thieme Verlag ISBN: 978-3131409836	2,88	N = 8
11	BASICS Biologie Urban & Fischer Verlag/Elsevier GmbH ISBN: 978-3437423963	3,2	N = 5
12	Biochemie des Menschen: Das Lehrbuch für das Medizinstudium Thieme ISBN: 978-3131308863	3,83	N = 6

Chemie

Zur Vorbereitung auf das Fach Chemie im HAM-Nat wurden neun relevante Bücher bewertet. Eindeutiger Gewinner der Umfrage und auch aus eigener Erfahrung sehr empfehlenswert ist „Chemie für Mediziner" aka der „Zeeck". *„Dieses Buch verbindet detaillierte Informationen mit einem sehr angenehmen Schreibstil. Es fängt bei Null an und nimmt einen im Laufe des Buches auf ein hohes Niveau mit. Außerdem gibt es am Ende eines jeden Kapitels Aufgaben und die dazugehörigen Lösungen sind weiter hinten im Buch. Super Sache! Kann es nur empfehlen!"* (anonyme Bewertung).

Tabelle 13: Auswertung Umfrage Chemie im HAM-Nat

Platz	Titel	Note (Mittelwert)	N (Anzahl der Bewertungen)
1	Chemie für Mediziner Urban & Fischer Verlag ISBN: 978-3437424441	1,56	N = 18
2	Duden Basiswissen Schule: Chemie Abitur Bibliographisches Institut ISBN: 978-3411045945	1,86	N = 7

3	T-Med Skriptum Chemie	2,2	N = 5
4	1. ÄP Chemie für Mediziner: Original-Prüfungsfragen mit Kommentar (Schwarze Reihe) Thieme ISBN: 978-3131149206	2,33	N = 12
5	Chemie: Das Basiswissen der Chemie Thieme Verlag ISBN: 978-3134843125	2,38	N = 8
6	Kurzlehrbuch Chemie Thieme Verlag ISBN: 978-3131355225	2,67	N = 6
7	Übungsbuch Chemie für Dummies Wiley-VCH Verlag ISBN: 978-3527706891	3,2	N = 5
8	mediscript Kurzlehrbuch Chemie Urban & Fischer Verlag ISBN: 978-3437433276	3,33	N = 6
9	Startwissen Chemie: Ein Crash-Kurs für Studierende der Biowissenschaften und Medizin Spektrum Akademischer Verlag ISBN: 978-3827418098	3,5	N = 4

Physik

Physik stellt einen Schwerpunkt im HAM-Nat dar und eine gute Vorbereitung in diesem Fachgebiet ist unabdinglich. Sieben prüfungsrelevante Physiklehrbücher wurden verglichen. Zum Glück können wir Dir hier einen ganz klaren Gewinner servieren. Der *„Harms"* ist *„[e]in sehr schönes Lehrerbuch, das kurz gefasst ist und darauf ausgelegt ist einem Alles WICHTIGE in kurzer Zeit beizubringen. Sehr schön geschrieben und das dazugehörige Übungsbuch ist auch nur zu empfehlen! Zu dem Buch gibt es ein Übungsbuch mit Lösungen, perfekt um sich vorzubereiten"* (anonyme Bewertung). Die Fragensammlung 1. ÄP Physik für Mediziner bietet *„[s]uper Fragen zum üben aller Formeln mit guten Erklärungen. Die Fragen schienen mir etwas schwieriger als im HAM-Nat."* (anonyme Bewertung).

Tabelle 14: Auswertung Umfrage Physik im HAM-Nat

Platz	Titel	Note (Mittelwert)	N (Anzahl der Bewertungen)
1	Physik: ein kurzgefasstes Lehrbuch für Mediziner und Pharmazeuten: Mit 131 Testfragen und 289 Abbildungen Taschenbuch - Volker Harms ISBN: 978-3860262306	2,0	N = 4

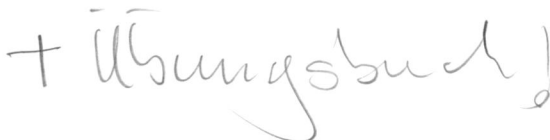
+ Übungsbuch)

2	1. ÄP Physik für Mediziner: Original Prüfungsfragen mit Kommentar (Schwarze Reihe) Thieme ISBN: 978-3131149404	2,0	N = 13
3	Erste Hilfe - Chemie und Physik für Mediziner Springer Verlag ISBN: 978-3662441107	2,2	N = 5
4	Physik für Mediziner Springer Verlag ISBN: 978-3642552724	3,5	N = 4
5	mediscript Kurzlehrbuch Physik Urban & Fischer ISBN: 978-3437433214	3,0	N = 3
6	Abiturtraining Physik STARK Verlag ISBN: 978-3894491765	3,0	N = 5
7	Kurzlehrbuch Physik Thieme Verlag ISBN: 978-3131464712	3,0	N = 4

Mathematik

Zur Vorbereitung auf Mathe im HAM-Nat haben wir drei Bücher verglichen. Die Quintessenz ist, dass es keine gute Empfehlung gibt. *„Ich finde für Mathe brauch man sich nicht extra vorbereiten, dazu gibt es so wenige Fragen, die sich super mit dem aus der Schule abdecken und die paar Formeln für (Ober)flächen gibt es im Internet. Wichtige Rechenregeln sind zudem meistens in anderen Büchern (Harms, Zeeck etc.) enthalten.“* (anonymer Kommentar)

Tabelle 15: Auswertung Umfrage Mathematik im HAM-Nat

Platz	Titel	Note (Mittelwert)	N (Anzahl der Bewertungen)
1	TRAINING Mathematik STARK Verlag ISBN: Reihe	2,67	N = 6
2	Duden Basiswissen Schule: Mathematik Abitur Duden ISBN: 978-3411717446	3,33	N = 3
3	Kompaktwissen Mathematik STARK Verlag ISBN: Reihe	3,5	N = 4

6   HAM-NAT SIMULATIONEN

Im Folgenden findest Du drei komplette HAM-Nat Simulationen, die in Form und Schwierigkeit dem Originaltest entsprechen. Da es keine fixe Fragenaufteilung gibt, wurde als Grundlage der veröffentlichte Probetest von viaMINT verwendet.

Tabelle 16: Fragenaufteilung HAM-Nat Simulationen

Fach	Anzahl der Fragen	Prozent
Chemie	26	32,5%
Biologie	26	32,5%
Physik	19	24%
Mathe	9	11%
Gesamt	80	100%

Wie im HAM-Nat werden die Fragen nicht nach Fachgebiet vorsortiert gestellt. Physik-, Chemie-, Biologie- und Mathe-Fragen werden also bunt durcheinander gefragt.

TIPP! Es stehen insgesamt 120 Minuten Bearbeitungszeit zur Verfügung. Um Dich mit der realen Prüfungssituation vertraut zu machen, empfehlen wir Dir das Zeitlimit eizuhalten und mit zu stoppen. Noch besser ist es, die Testsimulation in einer Gruppe still nebeneinander zu kreuzen. Das verleiht dem Probetest einen echten Testcharakter und motiviert zudem alles zu geben.

WICHTIG! Die folgenden drei Simulationen entsprechen drei Schwierigkeitsgraden. Die erste Simulation dient dem Einstieg und soll Dich mit dem Test vertraut machen. Daher wurden in der ersten Simulation hauptsächlich leichte, einige mittelschwere und wenige schwere Aufgaben verpackt. Die zweite Simulation entspricht einem mittelschweren Niveau und eignet sich für Leute, die bereits Vorkenntnisse mitbringen und sich einige Zeit lang vorbereitet haben. Hier wurden einige leichte, vornehmlich mittelschwere und einige schwere Aufgaben zusammengestellt. Die letzte, dritte Simulation entspricht dem Testniveau. Es werden v.a. mittelschwere und schwere Fragen gestellt, die sich mit wenigen leichten Fragen abwechseln.

Die Evaluierung des Fragenniveaus wurde von mehreren Probanden vorgenommen. Du findest im Teil Lösungen unter jeder Frage die Einstufung in – leicht, mittel oder schwer.

TIPP! Bevor Du mit der Bearbeitung beginnst, empfehlen wir Dir die beiden Selbsttests, als auch den originalen Probetest zu kreuzen, damit Du eine Vorstellung vom Prüfungsniveau bekommst.

Die Fragen decken den gesamten Themenkatalog des HAM-Nat ab und Du findest zu jedem Über- und Unterpunkt der Stichwortliste mehrere Fragen. Schwerpunktmäßig werden die Themen abgefragt, die laut den Angaben ehemaliger TestteilnehmerInnen wiederholt im HAM-Nat vorkamen. Darüber hinaus haben wir solche Themengebiete stärker gewichtet, die häufig in den HAM-Nat Selbsttests und im Probetest geprüft wurden. D.h. Lernstoff, der gerne abgefragt wird, wird auch in den folgenden drei Simulationen gerne abgefragt.

Am Ende des Buches findest Du eine ausführliche Lösung zu jeder Frage, die Dir zum Verständnis und als Lernhilfe dienen soll. Wir haben die Lösungen bewusst ans Ende des Buches gestellt, um Dir das mogeln zu erschweren .

TIPP! Neben den Lösungen, findest Du ganz hinten im Buch einen blanko Antwortbogen, den du kopieren solltest, um darauf Deine Lösungen eintragen zu können.

TIPP! Eine Schlüsselrolle für Deinen Lernerfolg, spielt die Nachbearbeitung der Fragen. Hast Du eine Lücke aufgedeckt, dann solltest Du sie schließen. Dazu sollte das Thema notiert und in den Lernplan aufgenommen werden. Markiere Dir z.B. mit Highliner Unklarheiten, um sie später nachlesen zu können.

Bearbeitung des Antwortbogens

Wie kreuzt man richtig? Grundsätzlich gilt, dass jede Antwort direkt auf den Antwortbogen übertragen werden sollte. Die Nummerierung auf dem Antwortbogen entspricht der Nummerierung im Fragenheft. Deshalb solltest Du immer die Aufgabennummer im Fragenheft mit der Aufgabennummer auf dem Antwortbogen abgleichen bevor Du die Antwort ankreuzt, da es hier zu verheerenden Fehlern kommen kann, sobald man anfängt Aufgaben auszulassen. Denn falls Du wirklich im Raster verrutschst, musst Du alle Antworten aufwändig korrigieren und verlierst dadurch viel Zeit bzw. wichtige Punkte.

Beim Ankreuzen auf dem Antwortbogen solltest Du sehr darauf achten, gut leserliche **Striche** (nur Striche werden bei der elektronischen Auswertung erkannt) zu ziehen, die das Kästchen nicht überschreiten. Falsche Markierung müssen säuberlich ausradiert werden.

Antwortbogen

Name:_____ Vorname:_____

Hier ihren Barcode
aufkleben!

**Markieren Sie exakt und deutlich
mit einem Bleistift.**

Falsche Markierungen sauber ausradieren.

Beispiel:
Richtig! Falch!

Markieren Sie für jede Frage nur eine Antwort.

	A B C D E		A B C D E		A B C D E
1.	▢ ▢ ▢ ▢ ▢	11.	▢ ▢ ▢ ▢ ▢	21.	▢ ▢ ▢ ▢ ▢
2.	▢ ▢ ▢ ▢ ▢	12.	▢ ▢ ▢ ▢ ▢	22.	▢ ▢ ▢ ▢ ▢
3.	▢ ▢ ▢ ▢ ▢	13.	▢ ▢ ▢ ▢ ▢	23.	▢ ▢ ▢ ▢ ▢
4.	▢ ▢ ▢ ▢ ▢	14.	▢ ▢ ▢ ▢ ▢	24.	▢ ▢ ▢ ▢ ▢
5.	▢ ▢ ▢ ▢ ▢	15.	▢ ▢ ▢ ▢ ▢	25.	▢ ▢ ▢ ▢ ▢
6.	▢ ▢ ▢ ▢ ▢	16.	▢ ▢ ▢ ▢ ▢	26.	▢ ▢ ▢ ▢ ▢
7.	▢ ▢ ▢ ▢ ▢	17.	▢ ▢ ▢ ▢ ▢	27.	▢ ▢ ▢ ▢ ▢
8.	▢ ▢ ▢ ▢ ▢	18.	▢ ▢ ▢ ▢ ▢	28.	▢ ▢ ▢ ▢ ▢
9.	▢ ▢ ▢ ▢ ▢	19.	▢ ▢ ▢ ▢ ▢	29.	▢ ▢ ▢ ▢ ▢
10.	▢ ▢ ▢ ▢ ▢	20.	▢ ▢ ▢ ▢ ▢	30.	▢ ▢ ▢ ▢ ▢

Und behandle den Antwortbogen pfleglich. Notizen auf der Vorderseite oder der Rückseite sind nicht erlaubt.

Und noch einmal zur Erinnerung: Bis auf Deinen Ausweis/Reisepass dürfen keinerlei Gegenstände mit in den Testraum genommen werden. Schreibutensilien werden ausgeteilt. Leider erhältst Du auch keinen Schmierzettel für z.B. Lösungswege von Mathe- oder Physikaufgaben.

Und nun schenk noch einmal Kaffee nach, zieh die Eieruhr auf, schalte Deine Smartphone aus, räume den Tisch leer und atme dreimal tief durch. Denn jetzt heißt es:

Los geht´s!

6.1

ERSTE HAM-NAT SIMULATION

TESTNIVEAU: ROOKIE
ANZAHL DER FRAGEN: 80
BEARBEITUNGSZEIT: 120 MIN

NAME:

VORNAME:

HAM-Nat NUMMER:

▶ Im Folgenden finden Sie 80 Fragen zu ausgewählten Themengebieten der Chemie, Physik, Mathematik und Biologie. Ihnen stehen dafür 120 Min. Bearbeitungszeit zur Verfügung.

▶ Wichtig: Nur jene Markierungen werden gewertet, die Sie auf dem Antwortbogen vorgenommen haben!

▶ Befolgen Sie aufmerksam die Anweisungen des Testleiters. Das Testheft darf nicht vorzeitig geöffnet werden. Warten Sie, bis der Testleiter Sie dazu auffordert.

▶ Wir wünschen gute Konzentration und viel Erfolg bei der Bearbeitung!

1. Welche der folgenden Größen ist <u>keine</u> SI-Basisgröße?

    (A) Stoffmenge
    (B) Temperatur
    (C) Lichtstärke
    (D) Stromstärke
    (E) Kraft

2. Welche Aussage trifft <u>nicht</u> Ribosomen zu?

    (A) Sie dienen der Translation.
    (B) Sie unterscheiden sich in Eukaryonten und Prokaryonten in ihrem Sedimentationsverhalten.
    (C) Sie finden sich u.a. auf dem glatten endoplasmatischen Retikulum.
    (D) Sie können sich frei im Zytosol bewegen.
    (E) Sie bestehen aus Proteinen und Ribonukleinsäuren.

3. Wie viele Elektronen, Neutronen, Protonen hat das Atom $^{23}_{11}$Na?

    (A) 11 Elektronen, 23 Neutronen, 12 Protonen
    (B) 11 Elektronen, 12 Neutronen, 11 Protonen
    (C) 23 Elektronen, 11 Neutronen, 23 Protonen
    (D) 12 Elektronen, 11 Neutronen, 12 Protonen
    (E) 23 Elektronen, 11 Neutronen, 11 Protonen

4. Wie viele Sekunden hat ein Tag?

    (A) $8640\,\text{s}$
    (B) $86400\,\text{s}$
    (C) $72600\,\text{s}$
    (D) $51200\,\text{s}$
    (E) $24800\,\text{s}$

5. Trockeneis (gefrorenes Kohlenstoffdioxid) tritt bei einer Temperatur von über $-78,5\,°\text{C}$ vom festen direkt in den gasförmigen Zustand über. Wie wird dieser Vorgang bezeichnet?

    (A) Kondensieren
    (B) Schmelzen
    (C) Verdampfen
    (D) Resublimieren
    (E) Sublimieren

6. Was trifft auf das endoplasmatische Retikulum (ER) zu?

   (A) Im rauen ER werden überwiegend Fettsäuren und Lipide synthetisiert.
   (B) Im ER wird u.a. Energie gewonnen.
   (C) Das glatte ER wird für die Entgiftung der Zelle benötigt.
   (D) Das ER dient u.a. der Natriumspeicherung.
   (E) Im glatten ER werden hauptsächlich Proteine synthetisiert.

7. Eine gewöhnliche Münze zeigt im Mittel jeweils in der Hälfte der Fälle „Zahl" und in der Hälfte der Fälle „Kopf". Die Münze wird viermal hintereinander geworfen. Wie groß ist die Wahrscheinlichkeit, dass sie genau zweimal „Kopf" zeigt?

   (A) ⅛
   (B) 4/7
   (C) ⅓
   (D) ⅖
   (E) ⅜

8. Wie viel ATP entsteht beim Abbau eines Moleküls Acetyl-CoA?

   (A) 1 ATP
   (B) 5 ATP
   (C) 10 ATP
   (D) 20 ATP
   (E) 50 ATP

9. Ergänzen Sie die Parameter, um die Reaktionsgleichung stöchiometrisch auszugleichen!

   $$Ca_x Br_y + Fe(II)Cl_z \rightarrow CaCl_a + Fe(II)_b Br_c$$

   (A) $x = 1; y = 1; z = 2; a = 1; b = 1; c = 2$
   (B) $x = 1; y = 2; z = 2; a = 1; b = 1; c = 2$
   (C) $x = 1; y = 2; z = 1; a = 2; b = 2; c = 1$
   (D) $x = 1; y = 2; z = 2; a = 2; b = 1; c = 2$
   (E) $x = 1; y = 1; z = 1; a = 2; b = 1; c = 2$

10. Das Präfix „hekto" steht für welchen Wert?

    (A) 10^{-2}
    (B) 10^{0}
    (C) 10^{4}
    (D) 10^{2}
    (E) 10^{-4}

Umblättern und weiterarbeiten

11. $200\,\text{ml}$ H_2SO_4 werden zu einer Insulinlösung zur Denaturierung hinzugegeben. Der pH-Wert beträgt 3. Wie hoch ist die Stoffmenge der H^+-Ionen in Mol in dieser Lösung? Das Volumen der Insulinlösung ist dabei vernachlässigbar.

   (A) 10^{-3} Mol
   (B) 10^{-4} Mol
   (C) $2 \cdot 10^{-3}$ Mol
   (D) $2 \cdot 10^{-4}$ Mol
   (E) $2 \cdot 10^{-5}$ Mol

12. Welcher Bindungstyp liegt gemäß Elektronegativität (EN) in der Verbindung S_2Br_2 vor?

   Es seien $\text{EN}(S) = 2{,}65$ und $\text{EN}(Br) = 3{,}24$.

   (A) Ionisch, mit der sich periodisch wiederholenden Einheit SBr
   (B) Ionisch, mit der sich periodisch wiederholenden Einheit S_2Br_2
   (C) Kovalent, erhöhte Elektronendichte an Br
   (D) Kovalent, negativ polarisierte Bindung bezüglich S
   (E) Kovalent, keinerlei Polarisierung

13. Mit welcher Menge Wasser müssen $500\,\text{ml}$ einer Wasser-Kochsalz-Lösung mit dem Mischungsverhältnis 9:1 verdünnt werden, damit die neue Lösung ein Mischungsverhältnis von 23:2 aufweist?

   (A) Die Lösung muss mit $125\,\text{ml}$ Wasser verdünnt werden.
   (B) Die Lösung muss mit $250\,\text{ml}$ Wasser verdünnt werden.
   (C) Die Lösung muss mit $1150\,\text{ml}$ Wasser verdünnt werden.
   (D) Die Lösung muss mit $500\,\text{ml}$ Wasser verdünnt werden.
   (E) Die Lösung muss mit $350\,\text{ml}$ Wasser verdünnt werden.

14. Welche Substanzen haben hier am wahrscheinlichsten reagiert?

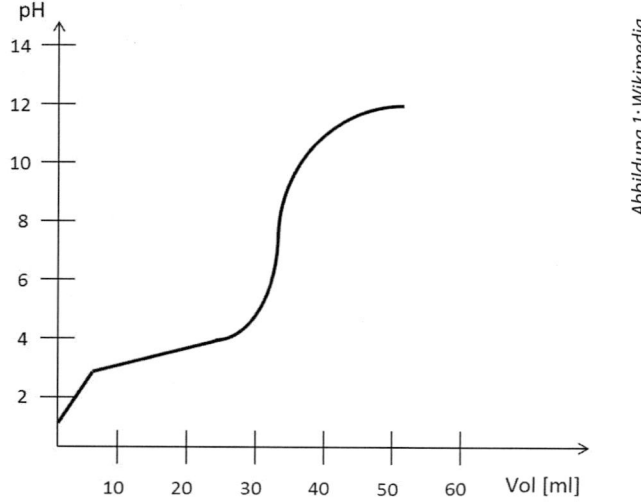

Abbildung 1: Wikimedia

(A) NH_3 und HNO_3

(B) H_2O und H_2O

(C) $HCOOH$ und $NaOH$

(D) $NaCl$ und H_2O

(E) CH_3CH_2OH und $NaOH$

15. Welche Aussage zu Schilddrüsenhormonen trifft zu?

(A) Erhöhtes TSH mit erniedrigtem T3 und T4 deutet auf eine Schilddrüsenunterfunktion hin.

(B) Erhöhtes T3 und T4 mit erhöhtem TSH deutet auf eine Schilddrüsenunterfunktion hin.

(C) T3 und T4 haben eine positive Rückkopplung auf TRH.

(D) Erniedrigtes TSH mit erniedrigtem T3 und T4 deutet auf eine Schilddrüsenüberfunktion hin.

(E) TRH hat eine negative Rückkopplung auf TSH.

16. Wofür steht die Abkürzung ATP?

(A) Acetylcholintriphosphat

(B) Adenosintriphosphat

(C) Adenosintripeptid

(D) Adenylattripeptid

(E) Adenylattriprolin

17. Welche Beziehung gilt für die elektrische Arbeit?

(A) elektrische Arbeit $=$ Spannung $\cdot$ Ladung

(B) elektrische Arbeit $=$ Spannung $\cdot$ elektrische Leistung

(C) elektrische Arbeit $=$ Kapazität $:$ Widerstand

(D) elektrische Arbeit $=$ Stromstärke $\cdot$ elektrische Feldstärke

(E) elektrische Arbeit $=$ Spannung $:$ Widerstand

18. Welche Aussage trifft <u>nicht</u> auf Mitochondrien zu?

(A) In ihnen findet u.a. Fettsäureoxidation statt.

(B) Sie sind Ort der aeroben Energiegewinnung.

(C) Sie werden nur vom Vater vererbt.

(D) Sie haben zwei Membrane.

(E) Pro Zelle kommen sie in großer Zahl vor.

Umblättern und weiterarbeiten

19. Wie wird der Phasenübergang von der gasförmigen in die feste Phase bezeichnet?

(A) Desublimation
(B) Sublimation
(C) Kondensation
(D) Resublimation
(E) Stagnation

20. Bei einem Erwachsenen bezeichnet Bradykardie einen im Vergleich zur Norm langsameren Herzschlag von $< 50/min$, Tachykardie einen im Vergleich zur Norm schnelleren Herzschlag von $> 100/min$. Eine Herzschlagfrequenz zwischen $> 50/min$ und $< 100/min$ bezeichnet man als normofrequent. Eine Atemfrequenz von 12-18 Atemzüge/min werden als normal angesehen. Eine höhere Atemfrequenz wird als Tachypnoe, eine langsamere als Bradypnoe bezeichnet. Sie zählen bei einem Patienten in ¼ min. 27 Pulsschläge und 5 Atemzüge. Welche Aussage trifft zu?

(A) Der Patient ist tachykard und tachypnoeisch.
(B) Der Patient ist bradykard und tachypnoeisch.
(C) Der Patient ist normofreuquent und zeigt eine Normalatmung.
(D) Der Patient ist bradykard und bradypnoeisch.
(E) Eine Aussage kann nicht getroffen werden.

21. Welche Aussage zur Atmungskette trifft zu?

(A) Es wird ATP unter Reduktion von Sauerstoff zu Wasser produziert.
(B) Es wird ADP durch Phosphorylierung produziert.
(C) Es entstehen dabei $NADH^+H^+$ und $FADH_2$.
(D) Es entsteht CO_2 durch eine Knallgasreaktion.
(E) Sie findet im endoplasmatischen Retikulum statt.

22. Was ist Teil des Zytoskeletts?

(A) Vesikel
(B) Ionenpumpen
(C) Ribosomen
(D) Mikrotubuli
(E) Mitochondrien

23. Eine Wärmekraftmaschine…

(A) wandelt elektrische Energie in Wärme um.
(B) wandelt Wärme in mechanische Energie um.
(C) wandelt chemische Energie in Wärme um.
(D) wandelt mechanische Energie in thermische Energie um.
(E) wandelt Wärme in chemische Energie um.

24. Um wie viel Prozent erhöht sich das Volumen eines Würfels, wenn sich seine Raumdiagonale verdreifacht?

Formel Raumdiagonale: $d = a\sqrt{3}$

(A) 2700 Prozent
(B) 270 Prozent
(C) 260 Prozent
(D) 2600 Prozent
(E) 2800 Prozent

25. Welche Wechselwirkungen dominieren stets zwischen hydrophilen Verbindungen?

(A) Van-der-Waals-Wechselwirkungen
(B) Ionische Wechselwirkungen
(C) Agostische Wechselwirkungen
(D) Aurophile Wechselwirkungen
(E) Dipol-Dipol-Wechselwirkungen

26. Welche Aussage über Licht ist richtig?

(A) Die Lichtgeschwindigkeit ist eine Konstante und daher unabhängig vom Medium.
(B) Rotes Licht wird stärker gestreut als blaues Licht.
(C) Rotes Licht besitzt eine kürzere Wellenlänge als blaues Licht.
(D) Das kontinuierliche Lichtspektrum reicht von 380 nm bis 780 nm.
(E) Blaues Licht hat eine höhere Frequenz als rotes Licht.

27. Welche der folgenden Aussagen ist richtig?

(A) Druck = Kraft · Fläche
(B) elektrische Leistung = Spannung : Stromstärke
(C) Energie = Arbeit · Zeit
(D) Arbeit = Kraft · Weg
(E) Beschleunigung = Weg : Zeit

28. Ein Sportwagen startet mit einer konstanten Beschleunigung von $5\frac{m}{s^2}$ an einer Ampel. Welchen Weg hat er in sechs Sekunden zurückgelegt?

(A) 30 m
(B) 60 m
(C) 100 m
(D) 90 m
(E) 150 m

Umblättern und weiterarbeiten

29. Welche Periodendauer hat das Pendel einer Kirchturmuhr, wenn dessen Länge $22,5\,\mathrm{m}$ beträgt?

Hinweis: Für die Erdbeschleunigung soll $g = 10\frac{\mathrm{m}}{\mathrm{s}^2}$ angenommen werden.

(A) Die Periodendauer beträgt etwa $5,67\,\mathrm{s}$.
(B) Die Periodendauer beträgt etwa $12,79\,\mathrm{s}$.
(C) Die Periodendauer beträgt etwa $9,42\,\mathrm{s}$.
(D) Die Periodendauer beträgt etwa $7,51\,\mathrm{s}$.
(E) Die Periodendauer beträgt etwa $10,98\,\mathrm{s}$.

30. Welche elektrische Leistung wird an einem Verbraucher mit dem Widerstand $5\,\Omega$ umgesetzt, wenn an ihm die Spannung $10\,\mathrm{V}$ abfällt?

(A) $P = 10\,\mathrm{W}$
(B) $P = 20\,\mathrm{W}$
(C) $P = 25\,\mathrm{W}$
(D) $P = 30\,\mathrm{W}$
(E) $P = 50\,\mathrm{W}$

31. Wie pflanzen sich Viren fort?

(A) Replikation
(B) Konjugation
(C) Zellteilung
(D) Selbstbefruchtung
(E) Sexuelle Fortpflanzung

32. Zwei Punktladungen $Q_1 = 2 \cdot 10^{-6}\,\mathrm{As}$ und $Q_2 = -3 \cdot 10^{-7}\,\mathrm{As}$ befinden sich im Abstand von drei Metern voneinander entfernt. Wie groß ist die Kraft, die die erste Punktladung auf die zweite Punktladung auswirkt?

Hinweis: Es gilt $\mathcal{E}_0 = 8,85 \cdot 10^{-12}\,\mathrm{A}\frac{\mathrm{s}}{\mathrm{V}}\mathrm{m}$

(A) ca. $F = 2,79 \cdot 10^{-6}\,\mathrm{N}$
(B) ca. $F = 6,21 \cdot 10^{-8}\,\mathrm{N}$
(C) ca. $F = 7,8 \cdot 10^{-9}\,\mathrm{N}$
(D) ca. $F = 1,34 \cdot 10^{-12}\,\mathrm{N}$
(E) ca. $F = 5,99 \cdot 10^{-4}\,\mathrm{N}$

33. Nach dem ersten Kirchhoffschen Gesetz…

(A) ist die Summe aus zu- und abfließenden Strömen an einem Knotenpunkt gleich Null.
(B) addieren sich alle Widerstände in einer Masche zu Null.
(C) addieren sich die Teilspannungen an einem Knotenpunkt zu Null.
(D) addieren sich die Teilströme in einer Maschine zu Null.
(E) addieren sich die Teilspannungen eines Maschenumlaufes zu Null.

34. Welche Aussage über Hormone ist korrekt?

(A) Fettsäurederivate sind hydrophil.
(B) Katecholamine bestehen aus Steroiden.
(C) Steroidhormone sind lipophil.
(D) Proteohormone werden aus Cholesterin synthetisiert.
(E) Glucokortikoide gehören zu den Aminosäurederivaten.

35. Welche Aussage über Fette ist <u>nicht</u> richtig?

(A) Fettähnliche Verbindungen nennt man Lipoide.
(B) Mit steigender Anzahl von Doppelbindungen steigt die Schmelztemperatur.
(C) Natürliche Fette sind Mischungen verschiedener Glyceride.
(D) Die Eigenschaften von Lipiden wird durch den Fettsäureanteil bestimmt.
(E) Fette sind Ester des dreiwertigen Alkohols Glycerin.

36. Sieben Hühner legen an fünf Tagen im Durchschnitt 35 Eier. Wie viele Eier legen fünf Hühner im Schnitt an zehn Tagen?

(A) 25 Eier
(B) 40 Eier
(C) 50 Eier
(D) 55 Eier
(E) 65 Eier

37. Welche Aussage zu den verschiedenen Artkonzepten trifft zu?

(A) Nach dem morphologischen Artkonzept werden Arten nach ihrem Genpool unterschieden.
(B) Nach dem physiologischen Artkonzept ist eine Art durch ihre Fortpflanzungsfähigkeit definiert.
(C) Nach dem biologischen Artkonzept werden Arten nach ihrem Aussehen unterschieden.
(D) Nach dem phylogenetischen Artkonzept werden Arten nach ihrer geschichtlichen Entwicklung unterschieden.
(E) Nach dem ökologischen Artkonzept ist eine Art durch ähnliches Äußeres definiert.

Umblättern und weiterarbeiten

38. Bei einer Linse beträgt das Verhältnis aus Gegenstandsweite und Bildweite 4:1. Welche Brennweite besitzt die Linse, wenn die Bildweite $5\,\mathrm{cm}$ beträgt?

(A) Die Brennweite liegt bei $2\,\mathrm{cm}$.
(B) Die Brennweite liegt bei $4\,\mathrm{cm}$.
(C) Die Brennweite liegt bei $10\,\mathrm{cm}$.
(D) Die Brennweite liegt bei $15\,\mathrm{cm}$.
(E) Die Brennweite liegt bei $20\,\mathrm{cm}$.

39. Welche Aussage zum Citratzyklus ist <u>nicht</u> richtig?

(A) Es wird Acetyl-CoA in den Citratzyklus eingespeist.
(B) Oxalacetat wird zu Citrat umgewandelt.
(C) Reduzierte Koenzyme verlassen den Zyklus.
(D) Es entsteht ATP.
(E) Es entsteht CO_2.

40. In einem Aquarium einer Tierhandlung leben 215 Fische. Im Laufe eines Tages kaufen verschiedene Kunden Fische ein, sodass sich der Bestand auf 60 Prozent des Ausgangsbestands reduziert. Wie viele Fische befinden sich noch im Aquarium?

(A) Es befinden sich noch 129 Fische im Aquarium.
(B) Es befinden sich noch 144 Fische im Aquarium.
(C) Es befinden sich noch 112 Fische im Aquarium.
(D) Es befinden sich noch 163 Fische im Aquarium.
(E) Es befinden sich noch 159 Fische im Aquarium.

41. Wie wird in Populationen die genetische Variabilität aufrechterhalten?

I. Polymorphismus
II. Neutrale Mutationen
III. Sexuelle Rekombination
IV. Heterozygotenvorteil
V. Neue Allele

(A) I., II., III. und V. sind richtig.
(B) II., III., IV. und V. sind richtig.
(C) I., III. und V. sind richtig.
(D) I., III., IV. und V. sind richtig.
(E) Alle sind richtig.

42. Welcher ist der Rest R der α-Aminosäure Glycin?

(A) CH_2CH_3
(B) NH_2
(C) H
(D) CH_3
(E) Cl

43. Die Schallgeschwindigkeit im Medium Luft beträgt $343 \frac{m}{s}$. Die Reaktionsgeschwindigkeit eines Sprinters $0,2\,s$. Für die Strecke von $100\,m$ benötigt ein Sprinter $12,5\,s$. Wie viele Sekunden nach dem Startschuss erreicht der Sprinter das Ziel, wenn der Starter auf Höhe der Ziellinie, also $100\,m$ entfernt, steht.

(A) Der Sprinter erreicht $12,5\,s$ nach dem Startschuss das Ziel.
(B) Der Sprinter erreicht $12,7\,s$ nach dem Startschuss das Ziel.
(C) Der Sprinter erreicht $12,8\,s$ nach dem Startschuss das Ziel.
(D) Der Sprinter erreicht $13\,s$ nach dem Startschuss das Ziel.
(E) Der Sprinter erreicht $13,2\,s$ nach dem Startschuss das Ziel.

44. Ein Liter einer $0,1$-molaren Lösung von HCl soll mit KOH neutralisiert werden. Wie viel Gramm Kalium werden hierfür benötigt?

Element	Molmasse in g/mol	Element	Molmasse in g/mol
H	1	O	16
K	39	Cl	35

(A) $5,6\,g$
(B) $4\,g$
(C) $3,6\,g$
(D) $3,9\,g$
(E) $4,6\,g$

45. Was ist kein Bestandteil einer Nervenzelle?

(A) Axon
(B) Soma
(C) Soma-Tal
(D) Axon-Hügel
(E) Dendrit

Umblättern und weiterarbeiten

46. Die Kantenlänge eines Würfels beträgt $6\,cm$. Um wie viel Prozent ist die Kantenlänge eines zweiten Würfels größer, wenn sein Volumen $512\,cm^3$ beträgt?

(A) $20\,\%$

(B) $33,33\,\%$

(C) $40\,\%$

(D) $50\,\%$

(E) $66,66\,\%$

47. Wo findet die Glykolyse statt?

(A) Nur in der Leber.

(B) Nur in der Leber und in Muskelzellen.

(C) Nur bei Tieren.

(D) Nur im Gehirn.

(E) In allen lebenden Zellen.

48. Bei einer Linse beträgt das Verhältnis aus Brennweite und Gegenstandsweite 2:3. Welche Bildweite besitzt die Linse, wenn die Brennweite $4\,cm$ beträgt?

(A) Die Bildweite liegt bei $6\,cm$.

(B) Die Bildweite liegt bei $8\,cm$.

(C) Die Bildweite liegt bei $12\,cm$.

(D) Die Bildweite liegt bei $15\,cm$.

(E) Die Bildweite liegt bei $18\,cm$.

49. Welche Aussage zur Lipiddoppelschicht in Zellmembranen stimmt <u>nicht</u>?

(A) Sie kann mit dem Flüssig-Mosaik-Modell beschrieben werden.

(B) Sie setzt sich aus amphiphilen Molekülen zusammen.

(C) Innerhalb der Doppelschicht dominieren Van-der-Waals-Wechselwirkungen.

(D) Außerhalb der Doppelschicht dominieren Dipol-Dipol-Wechselwirkungen.

(E) Sie kann mit dem Schlüssel-Schloss-Prinzip beschrieben werden.

50. Gleiche molare Mengen Natronlauge und Salzsäure werden gemischt. Welche der folgenden Aussagen trifft <u>nicht</u> zu?

(A) Es kommt zu einer Neutralisationsreaktion.

(B) Nach Eindampfen der Lösung erhält man festes Kochsalz.

(C) Es entstehen die Produkte $NaCl$ und H_2O.

(D) Der Protonendonator $NaOH$ überträgt ein Proton an den Protonenakzeptor HCl.

(E) Der pH der Mischung beträgt ca. 7.

51. In einer Parallelschaltung mit den zwei Widerständen $R_1 = 5\ \Omega$ und $R_2 = 20\ \Omega$ liegt eine Quellenspannung von $U = 10\ V$ an. Was lässt sich über das Verhältnis $\frac{I_1}{I_2}$ sagen?

(A) $\frac{I_1}{I_2} = 4$

(B) $\frac{I_1}{I_2} = 0,25$

(C) $\frac{I_1}{I_2} = 1$

(D) $\frac{I_1}{I_2} = 2$

(E) $\frac{I_1}{I_2} = 0,5$

52. Welche Aussage über den synaptischen Spalt ist <u>falsch</u>?

(A) Hierüber können Signale auf Nerven- oder Muskelzellen übertragen werden.
(B) Der Zwischenraum zwischen einem kommunizierenden Axon und einem Dendriten wird synaptischer Spalt genannt.
(C) Die Übertragung einer Erregung über den synaptischen Spalt erfolgt immer von Dendrit zu Axon.
(D) Ein ankommendes Aktionspotential löst am präsynaptischen Ende die Freisetzung von Neurotransmittern aus.
(E) An der postsynaptischen Membran befinden sich Rezeptoren für Neurotransmitter.

53. Welche Aussage über die Auswirkung von Van-der-Waals-Wechselwirkungen stimmt <u>nicht</u>?

(A) Mit zunehmendem Atomradius bei gleicher Elektronenzahl nimmt die Stärke der Wechselwirkung zu.
(B) Mit abnehmender Elektronenzahl bei gleichem Atomradius nimmt die Stärke der Wechselwirkung ab.
(C) Sie resultieren aus der temporär asymmetrischen Elektronenverteilung in der Atomhülle.
(D) Sie tragen vor allem bei polaren Molekülen den Hauptbeitrag zu den intermolekularen Wechselwirkungen bei.
(E) Sie sind für die steigenden Siedepunkte der Edelgase von Helium $(-269\,°C)$ nach Xenon $(-107\,°C)$ maßgeblich verantwortlich.

54. In einer Parallelschaltung mit zwei Widerständen wird ein dritter Widerstand parallel hinzugeschaltet. Welche Aussage ist vor diesem Hintergrund richtig?

(A) Der Ersatzwiderstand wird größer.
(B) Der Ersatzwiderstand wird kleiner.
(C) Der Ersatzwiderstand bleibt gleich.
(D) Die Spannung erhöht sich.
(E) Es ist keine Aussage richtig.

Umblättern und weiterarbeiten

55. Eine Probe von reinem Eisen wiegt $5,5\,g$. Die Stoffmenge der Probe beträgt in etwa $0,0985\,mol$; wie groß ist die Atommasse von Eisen?

(A) $42,93\,u$

(B) $45,84\,u$

(C) $52,45\,u$

(D) $62,45\,u$

(E) $55,84\,u$

56. Was ist die erste Mendel'sche Regel?

(A) Unabhängigkeitsregel

(B) Reinerbigkeitsregel

(C) Uniformitätsregel

(D) Dominanzregel

(E) Spaltungsregel

57. Welche Aussage zu Säuren und Basen nach Brönsted ist richtig?

(A) Säuren sind Protonenakzeptoren.

(B) Chlorid ist die korrespondierende Base der Säure $HClO_4$ (Perchlorsäure).

(C) Zweibasige Säuren können zwei Protonen aufnehmen.

(D) Ammonium ist die korrespondierende Säure der Base Ammoniak NH_3.

(E) Dreibasige Säuren sind i.d.R. stärker als einbasige.

58. Welche Aussage trifft auf Mutationen nicht zu?

(A) Jede Mutation führt zu einer Veränderung des Phänotyps.

(B) Mutationen können durch Zufall oder äußere Einflüsse entstehen.

(C) Strahlung, die potenziell mutationsauslösend ist, wird als Mutagen bezeichnet.

(D) Mutationen können Gene, Chromosomen oder das gesamte Genom betreffen.

(E) Mutationen können positive Folgen haben.

59. In welcher Phase des Zellzyklus findet die Replikation statt?

(A) G1-Phase

(B) G0-Phase

(C) G2-Phase

(D) S-Phase

(E) Metaphase

60. In einer Parallelschaltung sollen die zwei Widerstände $R_1 = 5\,\Omega$ und $R_2 = 12\,\Omega$ durch einen Ersatzwiderstand R ersetzt werden. Wie groß muss dieser sein, wenn eine Quellenspannung von $230\,V$ angelegt ist?

(A) $R = 3{,}5\,\Omega$

(B) $R = 7{,}5\,\Omega$

(C) $R = 5{,}5\,\Omega$

(D) $R = 12{,}5\,\Omega$

(E) $R = 9{,}5\,\Omega$

61. Wie lautet der korrekte Name der unten abgebildeten Verbindung nach IUPAC-Nomenklatur?

(A) 2,5-Dimethyl-3,4-diethyl-6-chlorhept-4-en

(B) 2-Chlor-4,5-diethyl-3,6-dimethylheptan

(C) 2,5-Dimethyl-3,4-diethyl-6-chlorheptan

(D) 2-Chlor-4,5-diethyl-3,6-dimethylhept-3-en

(E) 6-Chlor-3,4-diethyl-2,5-dimethylhept-4-en

62. Guanin liegt in der DNA zu $17\,\%$ vor. Zu wie viel Prozent muss Thymin vorliegen?

(A) $17\,\%$

(B) $33\,\%$

(C) $34\,\%$

(D) $66\,\%$

(E) $83\,\%$

63. Welche der folgenden Aussagen trifft <u>nicht</u> zu?

(A) Bei einer exothermen Reaktion wird Energie abgegeben.

(B) Die Reaktionsenthalpie einer exothermen Reaktion ist positiv.

(C) Eine typische exotherme Reaktion ist die Verbrennung.

(D) Eine exotherme Reaktion läuft nach kurzer Zufuhr eines bestimmten Energiebetrags ohne weitere Energiezufuhr selbständig ab.

(E) Die Produkte befinden sich in einem stabilen Zustand.

Umblättern und weiterarbeiten

64. Ordnen sie die Verbindungen nach ihrer Säurestärke beginnend mit der schwächsten!

(A) $H_2O < OH^- < H_2CO_3 < HNO_3 < HCl$
(B) $OH^- < H_2O < HNO_3 < H_2CO_3 < HCl$
(C) $OH^- < H_2O < H_2CO_3 < HCl < HNO_3$
(D) $OH^- < H_2O < H_2CO_3 < HNO_3 < HCl$
(E) $HCl < HNO_3 < H_2CO_3 < OH^- < H_2O$

65. Was gilt nicht als Auslöser von Mutationen?

(A) UV-Strahlung
(B) Nitrosamine
(C) Röntgenstrahlung
(D) Infrarotstrahlung
(E) Chemische Substanzen, wie z. B. Asbest, Benzol, Acrylamid

66. Um welchen Spezialfall der Säure/Base-Reaktion handelt es sich hierbei?

$$NaOH_{(aq)} + HBr_{(aq)} \longrightarrow NaBr_{(aq)} + H_2O_{(l)}$$

(A) Neutralisationsreaktion
(B) Eliminierungsreaktion
(C) Fällungsreaktion
(D) Komproportionierungsreaktion
(E) Isomerisierungsreaktion

67. Phosphorsäure H_3PO_4 und Kohlensäure H_2CO_3 werden gerne verwendet, um einen pH-Bereich einzustellen und diesen vor pH-Schwankungen zu puffern. Welche der folgenden Aussagen trifft nicht zu?

(A) Für Puffersysteme werden schwache Säuren verwendet.
(B) Für Puffersysteme werden schwache Basen verwendet.
(C) Phosphorsäure besitzt drei Pufferpunkte.
(D) Die Pufferkapazität hängt von der Stoffmenge der Puffersubstanz ab.
(E) Das Bicarbonat/CO_2-Puffersystem in der Lunge ist ein Beispiel für ein geschlossenes Puffersystem.

68. Welches dieser Kohlenhydrate ist kein Monosaccharid?

(A) Saccharose
(B) Arabinose
(C) Desoxyribose
(D) Ribose
(E) Fructose

69. Bei einem Krankentransport wird ein Patient auf einer Trage in einen Krankenwagen geschoben und dort mit einer Sicherheitsvorrichtung an der Trage und an der Wagenwand fixiert. Inklusive der Trage wiegt der Patient $150\,\text{kg}$. Welche Trägheitskraft wirkt auf den Patienten (und die Trage), wenn der Krankenwagen mit $5\,\frac{\text{m}}{\text{s}^2}$ anfährt?

(A) $250\,\text{N}$
(B) $500\,\text{N}$
(C) $750\,\text{N}$
(D) $125\,\text{N}$
(E) $75\,\text{N}$

70. Welche Aussage über die Meiose trifft <u>nicht</u> zu?

(A) Bei der Meiose erhält man vier Tochterzellen.
(B) In der Meiose kann es, im Gegensatz zur Mitose, zu einem Crossing-over kommen.
(C) Bei der Meiose kann das genetische Material rekombiniert werden.
(D) Die Meiose besteht immer aus zwei Teilungsschritten.
(E) Bei der Meiose II kommt es zur Trennung der homologen Chromosomen.

71. Welche Oxidationszahlen sind jeweils den markierten (*) Kohlenstoffatomen zuzuordnen?

1   2   3   4   5

(A) 1: +II   2: +III   3: +I   4: 0   5: -II
(B) 1: 0   2: +IV   3: +I   4: -II   5: -III
(C) 1: -I   2: +I   3: -I   4: +II   5: -IV
(D) 1: -II   2: -III   3: -I   4: 0   5: +II
(E) 1: 0   2: -IV   3: +I   4: +II   5: +III

72. In einem Aufzug in einem Krankenhaus steht die Angabe „Traglast maximal $400\,\text{kg}$". Welche Hubarbeit verrichtet der Aufzug, wenn sich drei Personen mit einem Durchschnittsgewicht von $80\,\text{kg}$ im Aufzug befinden und diese vom ersten in den vierten Stock fahren (Höhenunterschied pro Stockwerk: $5\,\text{m}$).

Hinweis: Für die Erdbeschleunigung soll $g = 10\,\frac{\text{m}}{\text{s}^2}$ angenommen werden.

(A) $2400\,\text{J}$
(B) $24\,\text{kJ}$
(C) $2{,}4\,\text{MJ}$
(D) $135\,000\,\text{J}$
(E) $36\,\text{kJ}$

Umblättern und weiterarbeiten

73. Welche Aussage über Darwins Evolutionstheorie trifft <u>nicht</u> zu?

(A) Es überleben die am besten angepassten Individuen.

(B) Es erfolgt ein ständiger Wettbewerb um lebenswichtige Ressourcen.

(C) Die biologische Evolution kann durch eine bessere Anpassung aller Organismen an ihre Umwelt und damit verbunden einer allmählichen Zunahme von Komplexität (Höherentwicklung und Bauplan-Transformationen) erklärt werden.

(D) Organismen können Eigenschaften an ihre Nachkommen vererben, die sie während ihres Lebens erworben haben.

(E) Zufälliges Auftreten von neuen Merkmalen lässt sich durch Rekombination und Mutation erklären.

74. In eine 0,1-molare Kupfersulfat-Lösung wird eine Zinkelektrode und eine Platinelektrode eingetaucht. Welche Beobachtung ist zu erwarten?

(A) Die Platinelektrode wird rot, die Zinkelektrode bleibt silbern.

(B) Die Zinkelektrode wird rot, an der Platinelektrode ist eine starke Gasentwicklung zu beobachten.

(C) Die Zinkelektrode wird rot, die Platinelektrode bleibt silbern.

(D) Die Platinelektrode wird rot, an der Zinkelektrode ist eine starke Gasentwicklung zu beobachten.

(E) Die Zinkelektrode sowie die Platinelektrode bleiben silbern.

75. $100\,ml$ einer 0,25-molaren schwefelsauren Lösung (H_2SO_4) wird zu $400\,ml$ einer Silbernitrat-Lösung ($AgNO_3$) der Konzentration $0,05\,\frac{mol}{l}$ gegeben, wobei Silbersulfat (Ag_2SO_4) in quantitativen Mengen gefällt wird. Wie hoch ist die verbleibende Stoffmenge an Sulfat-Ionen in Lösung?

(A) $0,01\,mol$

(B) $0,015\,mol$

(C) $0,005\,mol$

(D) $0,02\,mol$

(E) $0,025\,mol$

76. Welche Aussage gilt <u>nicht</u> für den genetischen Code?

(A) Er besteht aus Tripletts.

(B) Es gibt 64 verschiedene Kodierungsmöglichkeiten.

(C) Mehrere Codes kodieren für die gleiche Aminosäure.

(D) Der Code ist bei fast allen Lebewesen identisch.

(E) Es gibt mehrere Codons, die die Translation beginnen.

77. Ordnen Sie die Ereignisse der biologischen Evolution in zeitlicher Reihenfolge (frühestes Ereignis zuerst).

    I.   Entstehung der Wirbellosen
    II.   Erste Fische
    III.   Säugetiere
    IV.   Entstehung von Algen
    V.   Dinosaurier

(A) IV. – II. – I. – V. – III.
(B) I. – IV. – II. – V. – III.
(C) IV. – I. – II. – V. – III.
(D) IV. – I. – II. – III. – V.
(E) III. – V. – II. – I. – IV.

78. Was trifft <u>nicht</u> auf die Polymerasekettenreaktion zu?

(A) Es muss ein Teil der zu replizierenden DNA bereits bekannt sein.
(B) Die verwendete DNA-Polymerase stammt aus Bakterien.
(C) Die Replikation findet bei $90\,°C$ statt.
(D) Die verwendete DNA entspiralisiert sich bei Denaturierung.
(E) Das Verfahren kann beliebig oft wiederholt werden.

79. Aus einem Skatblatt (32 Karten, ab „7ern" je vier Karten pro Wertigkeit) werden zwei zufällige Karten gezogen. Wie hoch ist die Wahrscheinlichkeit, dass mindestens ein König dabei ist?

(A) etwa $12,6\,\%$
(B) etwa $23,8\,\%$
(C) etwa $31,5\,\%$
(D) etwa $37,4\,\%$
(E) etwa $40,8\,\%$

80. Wie hoch ist die Protonenkonzentration einer Lösung, hergestellt durch Verdünnung von $50\,ml$ einer $0,1$ molaren Kochsalzlösung in $0,5\,l$ Wasser?

(A) $1,0\,M$
(B) $0,05\,M$
(C) $0,01\,M$
(D) $0,005\,M$
(E) $0,00\,M$

6.2

ZWEITE HAM-NAT SIMULATION

TESTNIVEAU: FORTGESCHRITTENER
ANZAHL DER FRAGEN: 80
BEARBEITUNGSZEIT: 120 MIN

NAME:

VORNAME:

HAM-Nat NUMMER:

▶ Im Folgenden finden Sie 80 Fragen zu ausgewählten Themengebieten der Chemie, Physik, Mathematik und Biologie. Ihnen stehen dafür 120 Min. Bearbeitungszeit zur Verfügung.

▶ Wichtig: Nur jene Markierungen werden gewertet, die Sie auf dem Antwortbogen vorgenommen haben!

▶ Befolgen Sie aufmerksam die Anweisungen des Testleiters. Das Testheft darf nicht vorzeitig geöffnet werden. Warten Sie, bis der Testleiter Sie dazu auffordert.

▶ Wir wünschen gute Konzentration und viel Erfolg bei der Bearbeitung!

1. Das Präfix „deka" steht für welchen Wert?

   (A) 10^1
   (B) 10^0
   (C) 10^2
   (D) 10^3
   (E) 10^{10}

2. Was kann mit dem Bohr'schen Schalenmodell <u>nicht</u> erklärt werden?

   (A) Molekülgeometrie
   (B) Absorptions- und Emissionslinien
   (C) Atomdurchmesser
   (D) Periodizität der Elemente
   (E) Elektronegativität

3. Auf welchen Evolutionsfaktor trifft die folgende Definition zu: „Der Evolutionsfaktor ereignet sich aufgrund einer zufallsbedingten Änderung der Allelfrequenz in einem Genpool und ist bei kleinen Populationen wirksamer als bei großen."?

   (A) Isolation
   (B) Mutation
   (C) Selektion
   (D) Gendrift
   (E) Keine der oben genannten ist richtig.

4. Welche der folgenden Sortierungen nach Ordnungszahl der Elemente ist richtig?

   (A) Lithium (Li), Kohlenstoff (C), Phosphor (P), Fluor (F)
   (B) Kohlenstoff (C), Wasserstoff (H), Lithium (Li), Aluminium (Al)
   (C) Wasserstoff (H), Aluminium (Al), Natrium (Na), Eisen (Fe)
   (D) Lithium (Li), Fluor (F), Natrium (Na), Eisen (Fe)
   (E) Wasserstoff (H), Eisen (Fe), Phosphor (P), Kohlenstoff (C)

5. Auf einen sich auf einer schiefen Ebene (Neigungswinkel α) befindendem Klotz (siehe Bild) wirken die Gewichtskraft G und die Normalkraft N.

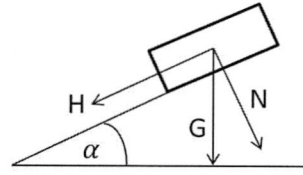

   Wie groß ist die Hangabtriebskraft H?

(A) $H = G \cdot \sin \alpha$

(B) $H = G \cdot \cos \alpha$

(C) $H = G : \cos \alpha$

(D) $H = G : \sin \alpha$

(E) $H = N \cdot \cos \alpha$

6.   In welchem Zellorganell entstehen Lysosomen?

(A)   Zellkern

(B)   Mitochondrien

(C)   Ribosomen

(D)   Endoplasmatisches Retikulum

(E)   Golgi-Apparat

7.   Fügt man einer exothermen Reaktion Wärme zu, ...

(A)   ... kann der Katalysator aufgrund der höheren Energiezufuhr effizienter arbeiten.

(B)   ... kann eine Änderung der Gleichgewichtskonstante beobachtet werden.

(C)   ... kann über das Massewirkungsgesetz gezeigt werden, dass die Gleichgewichtskonstante temperaturunabhängig ist.

(D)   ... kann die Reaktion schneller ablaufen.

(E)   ... kann sich dadurch $\triangle G$ (freie Reaktionsenthalpie) ins Negative verschieben.

8.   Welche der folgenden Aussagen ist richtig?

(A)   Energie = Masse : Volumen

(B)   Arbeit = Kraft $\cdot$ Zeit

(C)   Leistung = Arbeit : Zeit

(D)   Kraft = Masse : Weg

(E)   Druck = Kraft : Volumen

9.   Stickstoffgas und Wasserstoffgas reagieren unter hohem Druck und Einsatz von Katalysatoren zu Ammoniak. Welches Massenwirkungsgesetz trifft zu?

(A) $K = \dfrac{(c(NH_3))}{(c(N_2) \cdot c(H_2))}$

(B) $K = \dfrac{(2 \cdot c(NH_3))}{(c(N_2) \cdot 3 \cdot c(H_2))}$

(C) $K = \dfrac{(2 \cdot c(NH_3))}{(c(N_2) \cdot 3 \cdot c(H_2))}$

(D) $K = \dfrac{(c(NH_3)^2)}{(c(N_2) \cdot c(H_2O)^3)}$

(E) $K = \dfrac{(c(NH_3)^2)}{(c(N_2) \cdot c(H_2)^3)}$

Umblättern und weiterarbeiten

10. Vereinfache den Term $4^2 \cdot \left(\sqrt{16}\right)^4 \cdot 2^8$ so weit wie möglich.

(A) 2^{20}

(B) 4^8

(C) 2^{12}

(D) 4^{16}

(E) 2^{24}

11. Welche Aussage über das Periodensystem trifft zu?

(A) Die Masse nimmt von oben nach unten und von rechts nach links zu.

(B) Der Atomradius nimmt von unten nach oben zu, von links nach rechts ab.

(C) Die Elektronegativität nimmt von oben nach unten ab, von links nach rechts.

(D) Der Metallcharakter nimmt von unten nach oben zu, von links nach rechts ab.

(E) Edelgase sind inert und finden sich in der 7. Hauptgruppe.

12. Eine heute noch oft verwendete Elektronegativitäts-Skala wurde von Pauling aufgestellt. Für die relative Skala wurde die Elektronegativität von Fluor auf einen Wert von $3{,}98$ festgelegt. Weshalb wurde Fluor als Referenzatom ausgewählt?

(A) Es liegt als F_2 vor und ist relativ inert.

(B) Mit diesem Element wurden die ersten Elektronegativitätsmessungen durchgeführt.

(C) Es ist das Element mit der höchsten Elektronegativität.

(D) Es ist das Element mit der niedrigsten Elektronegativität.

(E) Es existieren besonders viele Verbindungen vom Typ X-F, wobei X ein beliebiges Element darstellt.

13. Welche Aussage ist nicht richtig?

Aus der Oxidation eines Alkans ...

(A) ... kann ein primärer Alkohol entstehen.

(B) ... kann immer auch ein Polymer entstehen.

(C) ... kann eine Verbindung entstehen, bei der ein Kohlenstoffatom die Oxidationszahl 0 hat.

(D) ... kann ein tertiärer Alkohol entstehen.

(E) ... kann eine Carbonsäure entstehen.

14. Welche Aussage ist nicht korrekt?

(A) In den Mitochondrien findet der Citratzyklus statt.

(B) Vesikel sind fester Bestandteil der Zellmembran.

(C) Ribosomen bestehen aus zwei Untereinheiten.

(D) Das endoplasmatische Retikulum dient der Synthese und Speicherung.

(E) Der Zellkern besitzt eine doppelte Membran.

15. Welche der folgenden Elektronenkonfigurationen stellt ein Atom in seinem elementaren Zustand dar?

(A) $1s^2 2s^4 2p^6$

(B) $1s^2 2s^2 p^4$

(C) $1s^2 2s^1 2p^6$

(D) $1s^2 2s^2 3p^6$

(E) $1s^2 2s^2 p^8$

16. Welche Aussage zu allgemeinen Trends im Periodensystem der Elemente ist <u>nicht</u> korrekt?

(A) Innerhalb einer Periode nimmt die Elektronegativität mit steigender Ordnungszahl zu.

(B) Innerhalb einer Gruppe nimmt der Atomradius mit steigender Ordnungszahl zu.

(C) Allgemein stellen die ersten Ionisierungsenergien der Alkalimetalle jeweils das Minimum und die der Edelgase jeweils das Maximum der Periode dar.

(D) Innerhalb einer Gruppe nimmt die erste Ionisierungsenergie mit sinkender Ordnungszahl ab.

(E) Die zweite Ionisierungsenergie eines Elements ist in der Regel höher als die erste.

17. Aus welchem Grund liegen die Alkalimetalle oft in der Oxidationszahl +I, die Elemente der 2. Hauptgruppe dagegen häufig in der Oxidationszahl +II vor?

(A) Auf diese Weise werden jeweils genügend Elektronen zum Füllen der äußeren Schale aufgenommen.

(B) Sie streben jeweils die Elektronenkonfiguration eines Übergangsmetalls an.

(C) Die 2. Ionisierungsenergie ist in der 2. Hauptgruppe deutlich höher.

(D) Sie streben jeweils eine Elektronenkonfiguration mit abgeschlossener Schale an.

(E) Die Elektronenaffinitäten der Elemente der 1. Hauptgruppe sind im Gegensatz zu denen der 2. Hauptgruppe positiv.

18. Ein Patient mit einer tiefen Beinvenenthrombose soll mit Heparin i.v. zur Auflösung des Blutgerinnsels behandelt werden. Dazu werden 25000 internationale Einheiten (IE) Heparin auf eine $50\,ml$ Perfusorspritze aufgezogen. Bei einer Infusionsgeschwindigkeit von $2,5\,\frac{ml}{h}$ erhält der Patient wie viele Einheiten Zeparin pro Stunde?

(A) $12500\,\frac{IE}{h}$

(B) $1000\,\frac{IE}{h}$

(C) $1250\,\frac{IE}{h}$

(D) $500\,\frac{IE}{h}$

(E) $25000\,\frac{IE}{h}$

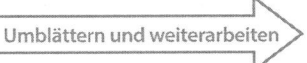
Umblättern und weiterarbeiten

19. Was löst in einer Nervenzelle ein Aktionspotential aus?

   (A)   Das Eintreffen unterschwelliger Reize am Axonhügel.
   (B)   Das Überschreiten eines bestimmten Schwellenwertes.
   (C)   Jede Veränderung des Ruhepotentials.
   (D)   Eine Hyperpolarisation.
   (E)   Die Repolarisation der Nervenzelle.

20. Ein Schüler benötigt zur Vorbereitung auf eine Klassenarbeit insgesamt $12\,\text{h}$. Wenn sich drei Schüler zusammenschließen und gemeinsam lernen, können sie schätzungsweise insgesamt $6\,\text{h}$ sparen (Annahme: jeder Schüler profitiert im gleichen Maße von der Lerngruppe). Wie viele Stunden spart demnach ein Schüler bei der Vorbereitung auf eine Klassenarbeit ein, wenn er in einer dreiköpfigen Lerngruppe lernt?

   (A)   Er spart zwei Stunden ein.
   (B)   Er spart drei Stunden ein.
   (C)   Er spart vier Stunden ein.
   (D)   Er spart fünf Stunden ein.
   (E)   Er spart sechs Stunden ein.

21. Die Mindestgeschwindigkeit, die ein Passagierflugzeug beim Start erreichen muss, beträgt $80\,\frac{\text{m}}{\text{s}}$. Wie lange muss die Startbahn mindestens sein, wenn das Flugzeug aus dem Stand konstant mit $8\,\frac{\text{m}}{\text{s}^2}$ beschleunigt?

   (A)   Die Landebahn muss mindestens $400\,\text{Meter}$ lang sein.
   (B)   Die Landebahn muss mindestens $600\,\text{Meter}$ lang sein.
   (C)   Die Landebahn muss mindestens $800\,\text{Meter}$ lang sein.
   (D)   Die Landebahn muss mindestens $1000\,\text{Meter}$ lang sein.
   (E)   Die Landebahn muss mindestens $1200\,\text{Meter}$ lang sein.

22. Die Halbwertszeit des β^--Strahlers Tritium (^3H) beträgt $12{,}32$ Jahre. Nach wie vielen Jahren sind genau $93{,}75\,\%$ der Kerne zerfallen?

   (A) $41{,}93\,\text{Jahre}$
   (B) $49{,}28\,\text{Jahre}$
   (C) $54{,}24\,\text{Jahre}$
   (D) $61{,}12\,\text{Jahre}$
   (E) $33{,}31\,\text{Jahre}$

23. Bei einem Gewitter ist der Donner fünf Sekunden nach dem Blitz zu hören. Wie weit ist das Gewitter entfernt?

    (A)   Das Gewitter ist etwa $1{,}7\,km$ entfernt.
    (B)   Das Gewitter ist etwa $3{,}2\,km$ entfernt.
    (C)   Das Gewitter ist etwa $2{,}6\,km$ entfernt.
    (D)   Das Gewitter ist etwa $6{,}9\,km$ entfernt.
    (E)   Das Gewitter ist etwa $0{,}5\,km$ entfernt.

24. Bei welcher Verbindung kann mit dem stärksten Temperaturanstieg gerechnet werden, wenn der Druck erhöht wird?

    (A) H_2CO_3
    (B) Fe
    (C) H_2
    (D) $NaCl$
    (E) Ag

25. Welche Base kommt <u>nicht</u> in der DNA vor?

    (A)   Adenin
    (B)   Cytosin
    (C)   Guanin
    (D)   Thymin
    (E)   Uracil

26. An welcher Stelle x hat die Funktion $f\left(x\right) = \log\left(\dfrac{x-2}{5}\right)$ eine senkrechte Asymptote?

    (A) $x = 1$
    (B) $x = 5$
    (C) $x = 0$
    (D) $x = 2$
    (E)   Die Funktion besitzt keine senkrechte Asymptote.

27. Welche Reihung vom Übergang kovalenter zu ionischer Bindung trifft zu?

    (A) $H_2 > CH_4 > HCl > H_2O > NaCl$
    (B) $CH_4 > H_2 > H_2O > HCl > NaCl$
    (C) $HCl > NaCl > H_2 > H_2O > CH_4$
    (D) $NaCl < H_2 < HCl < CH_4 < H_2O$
    (E) $NaCl > HCl > H_2O > H_2 > CH_4$

Umblättern und weiterarbeiten

28. Durch zwei parallel geschaltete Widerstände R_1 und R_2 fließen die Ströme I_1 und I_2. Welche Aussage ist richtig, wenn gilt $R_1 = 2 \cdot R_2$?

(A) $I_1 = 2 \cdot I_2$

(B) $I_1 = I_2$

(C) $I_2 = 2 \cdot I_1$

(D) $I_2 \geq I_1$

(E) Es ist keine Aussage möglich.

29. Welche Aussage ist richtig?

(A) Den hohen Siedepunkt des Wassers (im Vergleich z.B. zu HS) kann man durch Van-der-Waals-Kräfte zwischen den einzelnen Molekülen erklären.

(B) Eine polarisierte Atombindung über 1,2 Elektronegativitätsdifferenz kann als ionisch bezeichnet werden.

(C) Ammoniak nimmt im Raum eine tetraedrische Form ein.

(D) Alle Elektronen in einem Molekül sind immer fix den jeweiligen Atomen zugeordnet.

(E) 2-Methyl-Butanal hat zehn Wasserstoffatome.

30. Welche Aussage über Prokaryonten und Eukaryonten trifft zu?

(A) Eukaryonten haben keinen Zellkern.

(B) Prokaryonten sind beispielsweise Pilze.

(C) Eukaryonten können Plasmide beinhalten.

(D) Beide besitzen Ribosomen.

(E) Beide besitzen Mitochondrien.

31. Welche der folgenden Größen ist eine SI-Basisgröße?

(A) Energie

(B) Druck

(C) Spannung

(D) Stromstärke

(E) Kraft

32. Wo sind Wasserstoffbrückenbindungen maßgeblich beteiligt?

(A) Basenpaarung in der DNA

(B) In metallorganischen Komplexen

(C) In Polyethylen

(D) In Petrolether

(E) Innerhalb der Lipiddoppelschicht

33. Die Schallgeschwindigkeit im Medium Luft beträgt $343\frac{m}{s}$. Welche Zeit würde der Schall theoretisch benötigen, um am Äquator einmal um die Erde zu gelangen (Umfang: 40.000 km)?

   (A) Der Schall würde ca. 22 Stunden benötigen.
   (B) Der Schall würde ca. $1,33$ Tage benötigen.
   (C) Der Schall würde ca. 1213 Minuten benötigen.
   (D) Der Schall würde ca. 87016 Sekunden benötigen.
   (E) Der Schall würde ca. $0,4$ Monate benötigen.

34. Um welche Klasse organischer Verbindungen handelt es sich bei nachfolgendem Molekül?

   (A) Keton
   (B) Aldehyd
   (C) Alkin
   (D) Ester
   (E) Alkohol

35. Mit n wird die Anzahl von Chromosomen pro Chromosomensatz bezeichnet. C beschreibt die Anzahl der Chromatiden pro Chromosom. Welche Aussage zur Mitose ist korrekt?

   (A) Die Anaphase ist die letzte Phase der Mitose.
   (B) Während der Metaphase löst sich der Nukleolus auf.
   (C) In der Telophase liegt ein Zellkern mit 2n4C vor.
   (D) In der Prophase findet man die Chromosomen in der Äquatorialebene der Zelle.
   (E) Vor dem Eintritt in die Mitose muss die Zelle mit 2n2C ausgestattet sein.

36. Welche Aussage über die Zellmembran trifft <u>nicht</u> zu?

   (A) Das eingebaute Cholesterin beeinflusst die Durchlässigkeit der Membran.
   (B) Sie besitzt eine Lipiddoppelschicht aus Phospholipiden mit lipophilen und hydrophilen Anteilen.
   (C) In ihr sind Transportproteine eingebettet, die einen Konzentrationsgradienten aufrechterhalten.
   (D) Große Moleküle müssen unter Aufwand von ATP durch die Membran geschleust werden.
   (E) Wasser kann ohne Energieaufwand durch die Zellmembran entlang seines Konzentrationsgradienten diffundieren.

37. Welche der folgenden Aussagen trifft <u>nicht</u> zu?

   (A) Die Verhältnisformel setzt sich aus den Elementsymbolen und deren Indizes zusammen.
   (B) Die Verhältnisformel gibt nur das Verhältnis wieder.
   (C) Die Summenformel gibt die Anzahl der Atome der chemischen Elemente an.
   (D) Die Strukturformel gibt auch Auskunft über die Art der Bindung.
   (E) Bei der Strukturformel steht ein Strich für ein Elektron.

Umblättern und weiterarbeiten >

38. Welche Aussagen über Mutationen trifft nicht zu?

(A) Zu den Genommutationen zählt die Trisomie 21.
(B) Translokationen sind Genmutationen.
(C) Frameshift-Mutationen passieren auf Gen-Ebene.
(D) Polyploidie ist eine quantitative Veränderung des Chromosomensatzes.
(E) Die Veränderung eines Basenpaares ist eine Punktmutation.

39. Wie groß ist die Summe der Außenwinkel bei einem gleichseitigen Dreieck?

(A) 360 Grad
(B) 180 Grad
(C) 540 Grad
(D) 720 Grad
(E) 900 Grad

40. Welche Aussage bezüglich der Kernspaltung ist falsch?

(A) Damit es zu einer Kettenreaktion infolge der Kernspaltung kommen kann, muss eine kritische Masse an spaltbarem Material vorliegen.
(B) Die Neutronen, die die Kettenreaktion fortführen, müssen durch einen Moderator abgebremst werden.
(C) Im Zuge der Kernspaltung nimmt die Summe der Massen ab, was auch als Massendefekt bekannt ist.
(D) Masse und Energie sind als äquivalent anzusehen.
(E) Die Kettenreaktion in einem Kernreaktor wird derart gesteuert, dass die Reaktionsrate immer stärker zunimmt.

41. Welche Aussage über Viren nicht trifft zu?

(A) Viren besitzen die Fähigkeit zur Replikation und Evolution.
(B) Viren fehlt das Zytoplasma, Ribosomen wie auch Mitochondrien.
(C) Das HI-Virus kann nach der sogenannten reversen Transkription sein Erbgut in die menschliche DNA integrieren.
(D) Antibiotika sind gegen Viren wirksam.
(E) Bakterien sind bis zu hundert Mal größer als Viren.

42. Welches dieser Teilchen ist die konjugierte Base von Wasser?

(A) H_2O
(B) H^-
(C) Wasser hat keine konjugierte Base.
(D) H_3O^+
(E) OH^-

43. Glycerin (Abb.) dient als Ausgangsstoff für viele Fette. Welche der genannten Klassifikationen trifft auf diesen Alkohol zu?

$$HO \diagdown \diagup^{OH} \diagdown OH$$

(A) Alkohol erster Ordnung
(B) Alkohol zweiter Ordnung
(C) Alkohol dritter Ordnung
(D) sekundärer und tertiärer Alkohol
(E) tertiärer Alkohol

44. Welche der folgenden Aussagen trifft nicht zu?

(A) Chromosomenmutationen sind in Chromosomenpräparaten lichtmikroskopisch sichtbar.
(B) Eine Deletion bedeutet, dass ein Abschnitt eines Chromosoms doppelt vorhanden ist, da ein auseinandergebrochenes Teilstück in die Schwesterchromatide eingegliedert wurde.
(C) Das Cri-du-chat-Syndrom, bei dem es zur Deletion auf dem Chromosom 5 kommt, bezeichnet eine Chromosomenmutation.
(D) Eine Insertion verschiebt das Leseraster nur dann, wenn nicht drei oder ein Vielfaches von drei Nukleotiden in eine DNA-Sequenz eingebaut wurden.
(E) Eine Genduplikation kann während des Crossing-over auftreten.

45. Der erste Hauptsatz der Thermodynamik sagt aus, dass in einem geschlossenen System Energien beliebig ineinander umwandelbar sind, jedoch nicht gebildet oder vernichtet werden können. Welche Formel drückt diesen Zusammenhang für den Übergang vom Zustand A zum Zustand B aus?

(A) $\triangle U - \triangle Q = \triangle W$
(B) $-\triangle Q = T \cdot \triangle U$
(C) $\triangle T + \triangle W = U$
(D) $\triangle Q + W = \triangle U$
(E) $\triangle U + \triangle W = \triangle Q$

46. Welche Formel gibt die Raumdiagonale eines Würfels mit Kantenlänge a an?

(A) $a^2 \sqrt{3}$
(B) $a\sqrt{2}$
(C) $a^3 \sqrt{3}$
(D) $a\sqrt{3}$
(E) $\frac{1}{3} a \sqrt{2}$

Umblättern und weiterarbeiten

47. Welche Aussage über folgendes Molekül (Pyridin) ist <u>nicht</u> korrekt?

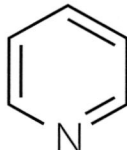

(A) Es handelt sich um einen Aromaten nach den Hückel-Kriterien.
(B) Es handelt sich um ein konjugiertes cyclisches π-Elektronen-System.
(C) Es handelt sich um ein planares System von $(4n + 2)$ π-Elektronen.
(D) Es handelt sich um keinen Aromaten, da ein C-Atom des hypothetischen Benzol-Moleküls durch Stickstoff substituiert wurde.
(E) Es handelt sich um einen Heteroaromaten, da ein C-Atom des hypothetischen Benzol-Moleküls durch Stickstoff substituiert wurde.

48. Ein Laborant möchte aus reinem Wasser eine Wasser-Kochsalz-Mischung herstellen. Hierfür lässt er Kochsalz (Annahme: in ml) in einen Topf mit einem Liter Wasser rieseln. Wie viel Kochsalz muss er in den Topf geben, damit er ein Mischungsverhältnis von 12:1 (Wasser zu Kochsalz) erhält?

(A) Er muss etwa 50 ml Kochsalz hinzugeben.
(B) Er muss etwa 77 ml Kochsalz hinzugeben.
(C) Er muss etwa 83 ml Kochsalz hinzugeben.
(D) Er muss etwa 91 ml Kochsalz hinzugeben.
(E) Er muss etwa 97 ml Kochsalz hinzugeben.

49. Wobei handelt es sich um <u>keine</u> Beschreibung bei der Sekundärstruktur von Proteinen?

(A) Alpha-Helix
(B) Beta-Faltblatt
(C) Beta-Turns und Loops
(D) Random Coil
(E) Alpha-Falte

50. Aus welchen Stoffwechselvorgängen stammen die reduzierten Coenzyme $NADH^+H^+$ und $FADH_2$ <u>nicht</u>?

(A) β-Oxidation
(B) Aminosäureabbau
(C) Citratzyklus
(D) Atmungskette
(E) Pyruvatdehydrogenase-Reaktion

51. Wie viel Bariumnitrat $Ba(NO_3)_2$ muss in $200\,ml$ gelöst werden, um eine 0,3-molare Lösung zu erhalten?

Element	Molmasse in g/mol	Element	Molmasse in g/mol
Wasserstoff	1	Sauerstoff	16
Kohlenstoff	12	Schwefel	32
Stickstoff	14	Barium	137

(A) $15,66\,g$
(B) $9,06\,g$
(C) $14,66\,g$
(D) $13,74\,g$
(E) $11,94\,g$

52. Welche Enzyme können DNA reparieren?

(A) Nukleasen
(B) Amylasen
(C) Proteasen
(D) Helikasen
(E) Isomerasen

53. Ein Krankenwagen erhält an einer roten Ampel einen Notruf zu einem Einsatzort. Sofort beschleunigt er gleichmäßig mit $2,5\,\frac{m}{s^2}$. Nach welcher Zeit hat er eine Geschwindigkeit von $72\,\frac{km}{h}$ erreicht?

(A) Nach $8\,s$ hat er die Geschwindigkeit von $72\,\frac{km}{h}$ erreicht.
(B) Nach $6\,s$ hat er die Geschwindigkeit von $72\,\frac{km}{h}$ erreicht.
(C) Nach $5\,s$ hat er die Geschwindigkeit von $72\,\frac{km}{h}$ erreicht.
(D) Nach $11\,s$ hat er die Geschwindigkeit von $72\,\frac{km}{h}$ erreicht.
(E) Nach $16\,s$ hat er die Geschwindigkeit von $72\,\frac{km}{h}$ erreicht.

54. In einer geschlossenen Gasflasche befindet sich ein ideales Fluid unter dem Druck $5\,bar$ und der Temperatur $20\,°C$. Durch falsche Lagerung steigt der Druck im Innern der Flasche auf $7,5\,bar$. Welche Temperatur weißt das Fluid im Innern der Flasche nun auf?

(A) Die Temperatur steigt auf $40\,°C$.
(B) Die Temperatur steigt auf $30\,°C$.
(C) Die Temperatur fällt auf $10\,°C$.
(D) Die Temperatur fällt auf $15\,°C$.
(E) Die Temperatur steigt auf $25\,°C$.

Umblättern und weiterarbeiten

55. Wird ein Bild durch eine konkave Linse (Zerstreuungslinse) betrachtet, erscheint es ...

(A) ... größer.
(B) ... kleiner.
(C) ... gleich groß.
(D) ... doppelt so groß.
(E) Alle Antworten sind falsch.

56. In einer geschlossenen Gasflasche befindet sich ein ideales Fluid unter dem Druck 30 bar und der Temperatur $40\,°C$. Die Gasflasche wird in ein Wasserbad gestellt, wodurch sich die Temperatur von $40\,°C$ auf $60\,°C$ erhöht. Wie ändert sich der Druck?

(A) Der Druck steigt auf 60 bar.
(B) Der Druck fällt auf 20 bar.
(C) Der Druck fällt auf 15 bar.
(D) Der Druck steigt auf 45 bar.
(E) Der Druck steigt auf 40 bar.

57. Das Anticodon der Threonin tRNA hat das Basentriplett 3'-ACG-5'. Welches der folgenden Basentripletts einer mRNA kodiert für Threonin?

(A) 5'-TGC-3'
(B) 5'-UGC-3'
(C) 5'-TCG-3'
(D) 5'-AUG-3'
(E) 5'-UGA-3'

58. Auf einem Volksfest ist ein 50-Liter-Fass Bier in 30 Minuten ausgetrunken. Wie lange hält ein Vorrat von 750 Fässern, wenn ein konstanter Verbrauch unterstellt wird?

(A) Der Vorrat reicht zwischen 11 und 12 Tage.
(B) Der Vorrat reicht zwischen 12 und 13 Tage.
(C) Der Vorrat reicht zwischen 14 und 15 Tage.
(D) Der Vorrat reicht zwischen 15 und 16 Tage.
(E) Der Vorrat reicht zwischen 16 und 17 Tage.

59. Was versteht man unter saltatorischer Erregungsleitung?

(A) Die Erregungsleitung an nicht-myelinisierten Nervenzellen.
(B) Die Erregungsleitung an myelinisierten Axonen.
(C) Die Bildung von Aktionspotentialen in Schwannzellen.
(D) Das Überspringen einzelner Nerven bei der Erregungsleitung.
(E) Die kontinuierliche Erregungsleitung.

60. Brennweite f, Gegenstandsweite g und Bildweite b einer optischen Linse stehen in welchem Zusammenhang?

(A) $f = g + b$

(B) $f^2 = g^2 + b^2$

(C) $\dfrac{1}{f} = g + b$

(D) $\dfrac{1}{f^2} = \dfrac{1}{g^2} + \dfrac{1}{b^2}$

(E) $\dfrac{1}{f} = \dfrac{1}{g} + \dfrac{1}{b}$

61. Welcher Stoff spielt keine Rolle in der Regulation des Citratzyklus?

(A) Acetyl-CoA
(B) Citrat
(C) ATP
(D) ADP
(E) CO_2

62. Durch eine Verkürzung der Fadenlänge schwingt ein Fadenpendel mit der doppelten Frequenz. Was lässt sich über die Periodendauer sagen?

(A) Die Periodendauer halbiert sich.
(B) Die Periodendauer bleibt gleich.
(C) Die Periodendauer verdoppelt sich.
(D) Die Periodendauer vervierfacht sich.
(E) Die Periodendauer verachtfacht sich.

63. Ein senkrechtes, zylinderförmiges Abflussrohr wird durch eine Einschubvorrichtung abgedichtet, sodass sich Flüssigkeit mit dem Volumen v oberhalb der Vorrichtung im Rohr staut. Angenommen, dieselbe Menge an Flüssigkeit würde durch ein ebenfalls senkrechtes Rohr mit doppeltem Durchmesser fließen, das mit einer baugleichen Einschubvorrichtung abgedichtet wird. Wie hoch ist der Druck auf die Einschubvorrichtung im zweiten Rohr im Vergleich zum ersten Rohr?

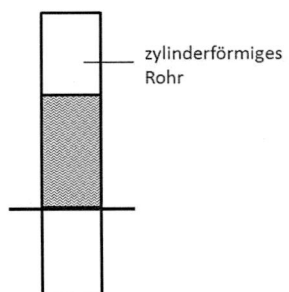
zylinderförmiges
Rohr

Umblättern und weiterarbeiten

(A)   Der Druck im zweiten Rohr ist ¼-mal so groß wie im ersten Rohr.

(B)   Der Druck im zweiten Rohr ist viermal so groß wie im ersten Rohr.

(C)   Der Druck im zweiten Rohr ist doppelt so groß wie im ersten Rohr.

(D)   Der Druck im zweiten Rohr ist halb so groß wie im ersten Rohr.

(E)   Der Druck ist in beiden Rohren gleich.

64.   Was versteht man unter biologischer Fitness?

(A)   Überleben der Stärksten

(B)   Fitness drückt das Vermögen aus, im Alltag leistungsfähig zu sein und Belastungen eher stand-zuhalten.

(C)   Fitness ist ein Maß für die Anpassung eines Individuums oder eines Genotyps an seine Umwelt.

(D)   Fitness misst die Summe der Anpassungen anhand der Anzahl fortpflanzungsfähiger Nachkommen.

(E)   Fitness setzt sich aus verschiedenen Faktoren, wie physisches Leistungspotential, Intelligenz, emotionale Stabilität und Zustand des Immunsystems zusammen.

65.   Für die Fallzeit beim freien Fall gilt die Beziehung $T = \left(\dfrac{2s}{g} \right)$. Welche Dimension hat der Ortsvektor g?

(A) $[g] = \dfrac{m}{s}$

(B) $[g] = \dfrac{m}{s^2}$

(C) $[g] = \dfrac{m}{s^3}$

(D) $[g] = \dfrac{m^2}{s}$

(E) $[g] = \dfrac{m^2}{s^2}$

66.   Welche Aussage über den Syntheseort der folgenden Hormone stimmt <u>nicht</u>?

(A)   Thyroxin wird in der Schilddrüse synthetisiert.

(B)   TSH stammt aus der Hypophyse.

(C)   Glucokortikoide stammen aus der Nebenniere.

(D)   Testosteron wird u.a. im weiblichen Eierstock gebildet.

(E)   Adrenalin stammt aus dem Hypothalamus.

67.   Was bedeutet Triploidie?

(A)   Ein dreifach vorliegendes Chromosom

(B)   Ein einfacher Chromosomensatz

(C)   Ein dreifacher Chromosomensatz

(D)   Ein doppelter Chromosomensatz

(E)   Das dritte Chromosomenpaar fehlt

68. In welcher Phase der Mitose wird üblicherweise ein Karyogramm erstellt?

(A) In der Prophase
(B) In der Prometaphase
(C) In der Metaphase
(D) In der Anaphase
(E) In der Telophase

69. Was ist der Netto-Gewinn an ATP beim Abbau eines Moleküls Glucose in der reinen Glykolyse?

(A) 2 ATP
(B) 4 ATP
(C) 6 ATP
(D) 10 ATP
(E) 30 ATP

70. Welche zwei Ursachen sind dafür verantwortlich, dass der Himmel am Tag blau und am Abend sowie am Morgen häufig rot erscheint?

(A) Unterschiedliche Wellenlängen der Farben / unterschiedliche Weglängen des Lichts durch die Atmosphäre
(B) Unterschiedliche Absorptionsfähigkeit der Atmosphäre / unterschiedliche Lichtgeschwindigkeiten
(C) Unterschiedliche Wellenlängen der Farben / unterschiedliche Brechkraft der Atmosphäre
(D) Unterschiedliche Lichtgeschwindigkeiten / unterschiedliche Wellenlängen der Farben
(E) Unterschiedliche Wellenlängen der Farben / unterschiedliche Dispersion in der Atmosphäre

71. Welche Aussage ist nicht korrekt?

(A) Ein dominant vererbtes Merkmal prägt sich im Phänotyp auch aus, wenn es heterozygot vorhanden ist.
(B) Bei einem intermediären Erbgang prägen sich im Phänotyp beide vererbten Merkmale vermischt aus.
(C) Ein rezessiv vererbtes Merkmal prägt sich im Phänotyp nur aus, wenn es homozygot vorhanden ist.
(D) Bei kodominant vererbten Merkmalen ist es Zufall, welches Merkmal sich im Phänotyp ausprägt.
(E) Ein dominant vererbtes Merkmal setzt sich im Phänotyp gegenüber einem rezessiv vererbten Merkmal immer durch.

72. Welches Enzym spielt eine wichtige Rolle bei der Regulation der Glykolyse?

(A) Aldolase
(B) Transglucosylase
(C) Glycerinlipase
(D) Phosphofructokinase
(E) Cholinesterase

Umblättern und weiterarbeiten

73. Welche Brechzahl hat ein Medium, in dem sich Licht mit der Geschwindigkeit $c = 2{,}6 \cdot 10^8 \frac{m}{s}$ ausbreitet?

(A) $n \approx 1{,}15$
(B) $n \approx 0{,}87$
(C) $n \approx 1{,}46$
(D) $n \approx 0{,}92$
(E) $n \approx 1{,}31$

74. Welche Aussage zu Kohlensäure trifft nicht zu?

(A) Kohlensäure hat die chemische Formel H_2CO_3.
(B) Nach Brönsted ist Kohlensäure ein Protonendonator.
(C) Kohlensäure ist eine schwache Säure.
(D) Die Salze der Kohlensäure sind die Carbonate.
(E) Kohlensäure ist eine einprotonige Säure.

75. Es wird eine rote Blume mit dem Genotyp rr und eine weiße Blume mit dem Genotyp ww gekreuzt. Welche Aussage trifft nicht zu?

(A) In der F1-Generation weisen alle Blumen den gleichen Genotyp auf.
(B) Wenn r dominant ist, sind drei von vier Blumen der F2-Generation rot.
(C) Wenn w dominant ist, muss eine Blume der F2-Generation homozygot für r sein, um rot zu sein.
(D) Bei einem intermediären Erbgang sind alle Blumen der F1-Generation rosa.
(E) Bei einem intermediären Erbgang ist eine von vier Blumen der F2-Generation rosa.

76. Welche Aussage zur Bestimmung der Oxidationszahl trifft nicht zu?

(A) Atome im molekularen Zustand haben immer die Oxidationszahl 0.
(B) Bei einatomigen Ionen entspricht die Oxidationszahl der Ionenladung.
(C) Wasserstoffatome bekommen die Oxidationszahl +2.
(D) Bei Oxidationszahlen wird das + oder − als Vorzeichen vorangestellt.
(E) Bindende Elektronenpaare werden gedanklich dem elektronegativeren Bindungspartner zugewiesen.

77. Wie ist Polymorphismus definiert?

(A) Polymorphismen sind Chromosomenmutationen.
(B) Polymorphismus bezeichnet den unterschiedlichen Phänotyp bei identischem Genotyp.
(C) Polymorphismen sind mehrere Genvarianten einer Population.
(D) Polymorphismus ist eine Erbkrankheit.
(E) Polymorphismus bezeichnet die Veränderbarkeit der Gene während des Lebens.

78.   Welches Paar gehört zusammen?

(A)   G1-Phase – Jedes Chromosom besteht aus einer Chromatide.
(B)   G2-Phase – DNA Replikation
(C)   S-Phase – Überprüfung der Replikation auf Fehler
(D)   M-Phase – Zellwachstum
(E)   G0-Phase – Zellteilung

79.   Bei einem galvanischen Element mit einer Kupfer- und Silberelektrode trifft welche Aussage <u>nicht</u> zu?

(A)   Die Silberelektrode ist die Anode.
(B)   An der Kupferelektrode findet die Oxidation statt.
(C)   Die Kupferelektrode ist der Minuspol der galvanischen Zelle.
(D)   Der Elektronenfluss erfolgt vom Kupfer zum Silber.
(E)   Kupfer wird oxidiert, Silber reduziert.

80.   Wasser zeigt ein Dichtemaximum von ca. $1,0\frac{g}{cm^3}$ bei einer Temperatur von $3,98\,°C$ auf. Auf welche Ursache ist diese Dichteanomalie zurückzuführen?

(A)   Durch Wasserstoffbrücken bildet sich ein Cluster aus, welches bei $3,98\,°C$ das geringste Volumen einnimmt.
(B)   Durch das Erreichen eines optimalen Bindungswinkels bei der Temperatur von $3,98\,°C$ nähern sich die Moleküle an.
(C)   Durch ein Minimum der der $O-H$-Bindungslänge bei $3,98\,°C$ verringern sich die Molekülabstände.
(D)   Bei der Temperatur von $3,98\,°C$ entspricht die Anordnung der Moleküle einem dichteren Kristallgitter als dem, den es im festen Zustand einnimmt.
(E)   Durch die Entstehung von Charge-Transfer-Übergängen bei einer Temperatur von $3,98\,°C$ verringern sich die Molekülabstände.

6.3

DRITTE HAM-NAT SIMULATION

TESTNIVEAU: ENDBOSS
ANZAHL DER FRAGEN: 80
BEARBEITUNGSZEIT: 120 MIN

NAME:

VORNAME:

HAM-Nat NUMMER:

▸ Im Folgenden finden Sie 80 Fragen zu ausgewählten Themengebieten der Chemie, Physik, Mathematik und Biologie. Ihnen stehen dafür 120 Min. Bearbeitungszeit zur Verfügung.

▸ Wichtig: Nur jene Markierungen werden gewertet, die Sie auf dem Antwortbogen vorgenommen haben!

▸ Befolgen Sie aufmerksam die Anweisungen des Testleiters. Das Testheft darf nicht vorzeitig geöffnet werden. Warten Sie, bis der Testleiter Sie dazu auffordert.

▸ Wir wünschen gute Konzentration und viel Erfolg bei der Bearbeitung!

1. Eine grüne Erbse mit glatter Oberfläche wird gekreuzt mit einer braunen Erbse mit zerfurchter Oberfläche. Beide Erbsen sind homozygot für ihre Merkmale. Wenn das Merkmal „grün" dominant zu dem Merkmal „braun" und das Merkmal „zerfurcht" dominant zu dem Merkmal „glatt" vererbt wird, wie sieht dann die nachfolgende Generation Erbsen aus?

   (A) Alle Erbsen sind grün und zerfurcht.
   (B) Die Hälfte der Erbsen ist grün und zerfurcht.
   (C) In der nächsten Generation kommen alle Merkmale vor.
   (D) ¼ der Erbsen sind braun und glatt.
   (E) Die nächste Generation nimmt eine Mischfarbe an.

2. Das Präfix „nano" steht für welchen Wert?

   (A) 10^{-6}
   (B) 10^{-3}
   (C) 10^{-12}
   (D) 10^{-9}
   (E) 10^{-15}

3. Was ist Bestandteil der Translation?

   (A) Anhand der DNA wird mRNA synthetisiert.
   (B) Aus tRNA wird mRNA synthetisiert.
   (C) Anhand von mRNA findet eine Proteinbiosynthese statt.
   (D) Mit Hilfe spezieller Enzyme werden Proteine nach ihrer Synthese modifiziert.
   (E) Anhand von rRNA werden Aminosäuren zu Proteinen zusammengesetzt.

4. Welche Aussage zur Zellatmung trifft <u>nicht</u> zu?

   (A) Die Glykolyse findet im Zytoplasma statt.
   (B) Die oxidative Decarboxylierung findet bei Eukaryoten in der Mitochondrienmatrix statt.
   (C) Der Citratzyklus findet bei Prokaryoten in den Mitochondrien statt.
   (D) Die Atmungskette findet bei Eukaryoten an der inneren Mitochondrienmembran statt.
   (E) Das entstehende ATP muss bei Eukaryoten im Austausch gegen ADP aus den Mitochondrien geschleust werden.

5. In welchem Grad der Protonierung liegt eine Aminosäure im Allgemeinen am isoelektrischen Punkt vor?

(A) A
(B) B
(C) C
(D) D
(E) E

6. Welche Wellenlänge besitzt das sichtbare Licht?

(A) unter $100\,\text{nm}$
(B) $145\,\text{nm}$ bis $260\,\text{nm}$
(C) $260\,\text{nm}$ bis $380\,\text{nm}$
(D) $380\,\text{nm}$ bis $780\,\text{nm}$
(E) $780\,\text{nm}$ bis $1320\,\text{nm}$

7. Welche Reaktion katalysiert die Pyruvatkinase in der Glykolyse?

(A) Übertragung einer Phosphatgruppe unter Entstehung von ATP.
(B) Übertragung einer Phosphatgruppe unter Verbrauch von ATP.
(C) Übertragung von Elektronen unter Entstehung von $\text{NADH} + \text{H}^+$.
(D) Übertragung von Elektronen unter Verbrauch von $\text{NADH} + \text{H}^+$.
(E) Keine der Genannten.

8. Im Folgenden sind zwei Isomere des Alkens 2-Penten abgebildet. Um welchem Typ von Isomeren handelt es sich dabei?

E-2-Penten   Z-2-Penten

(A) Konstitutionsisomere
(B) Konfigurationsisomere
(C) Enantiomere
(D) Konformationsisomere
(E) Tautomere

9. Welche Aussage über die Genexpression von Prokaryoten und Eukaryoten trifft <u>nicht</u> zu?

(A) Bei Prokaryoten gibt es keine räumliche Trennung von Transkription und Translation.
(B) Die Translation bei Eukaryoten findet im Cytoplasma statt.
(C) Bei Prokaryoten findet keine Modifikation der mRNA nach der Transkription und vor der Translation statt.
(D) Bei Eukaryoten werden Introns herausgespleißt.
(E) Nicht codierende Abschnitte zwischen codierenden Sequenzen nennt man bei Eukaryoten Exons.

Umblättern und weiterarbeiten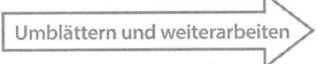

10. Wie hoch ist die Summe der Konzentrationen aller Ionen in einer Lösung, wenn $0{,}2\,ml$ Wasser $6\,mmol$ Natriumoxalat $(Na_2C_2O_2)$ enthalten?

(A) $90\,\frac{mol}{l}$

(B) $9\,\frac{mol}{l}$

(C) $0{,}9\,\frac{mol}{l}$

(D) $33{,}3\,\frac{mol}{l}$

(E) $9{,}9\,\frac{mol}{l}$

11. Was beschreibt das Massenwirkungsgesetz am besten?

(A) Ein dynamischer Zustand bei dem die Konzentrationen aller Reaktionspartner untereinander in einem bestimmten Verhältnis stehen.

(B) Die Summe der Massen der beteiligten Teilchen einer Reaktion bleibt nicht in allen Prozessen erhalten.

(C) Die Summe der Masse der Edukte ist gleich der Summe der Masse der Produkte.

(D) Der Quotient aus Reaktionsprodukt und Ausgangsstoff für die betrachtete Reaktion hat einen variablen Wert.

(E) Übt man auf ein chemisches System im Gleichgewicht einen Zwang aus, so reagiert es so, dass die Wirkung des Zwanges minimal wird.

12. Wie wirkt die Anti-Baby-Pille?

(A) Das enthaltene FSH verhindert die Einnistung der Eizelle.

(B) Die enthaltenen Gestagene verhindern die Befruchtung der Eizelle.

(C) Die enthaltenen Östrogene steigern die Produktion von GnRH und verhindern so die Menstruationsblutung.

(D) Die enthaltenen Gestagene und Östrogene verhindern über negative Rückkopplung auf Gonadotropine den Eisprung.

(E) Das enthaltene LH täuscht dem Körper hormonell eine Schwangerschaft vor.

13. Eine Reaktion eines idealen Gases läuft bei drei konstant gehaltenen Drücken getrennt voneinander ab. Alle anderen Reaktionsbedingungen sind ident. Welches Diagramm spiegelt am besten das Verhalten des Gases wider?

(A)

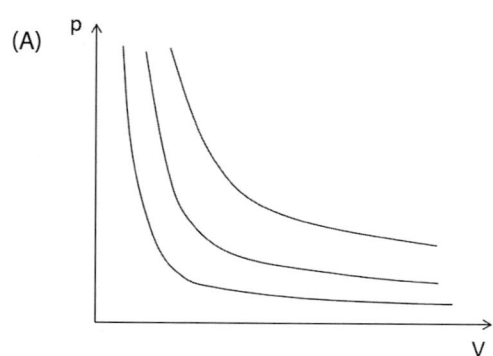

(D)

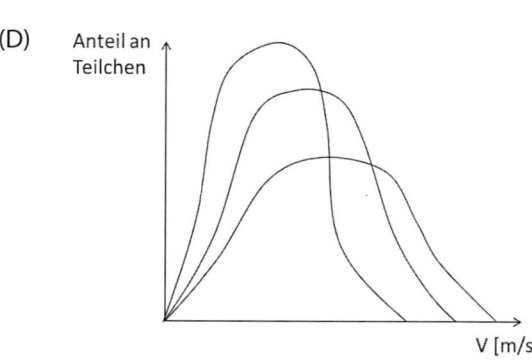

(B)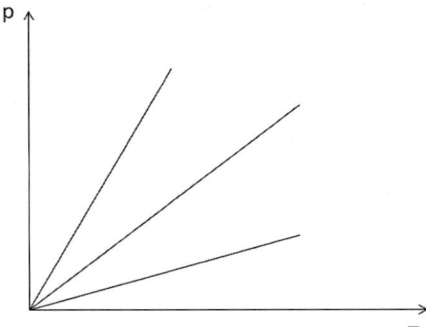

(E)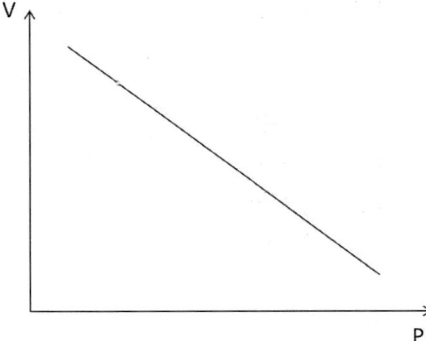

(C)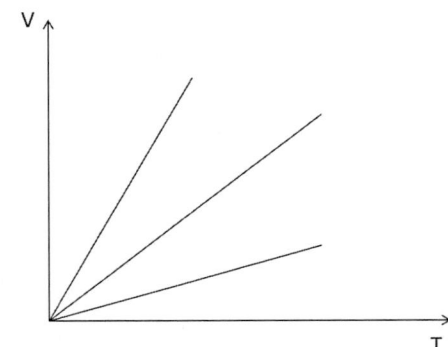

14. Der Legende nach wurde die griechische Sagengestalt Sisyphos wegen Verrats an den Göttern zu einer ungewöhnlichen Strafe verurteilt. Er musste einen schweren Felsbrocken einen Berg hinaufschleppen. Welche Hubarbeit musste Sisyphos verrichten, wenn der Felsbrocken $100\,kg$ schwer war und ein Höhenunterschied von $400\,Metern$ zu überwinden war?

(A) $96{,}8\,kJ$
(B) $246{,}8\,kJ$
(C) $306{,}4\,kJ$
(D) $392{,}4\,kJ$
(E) $540{,}8\,MJ$

15. Wo findet in der Zelle die Proteinbiosynthese statt?

(A)   Im Zellkern
(B)   In den Peroxisomen
(C)   In den Lysosomen
(D)   An den Ribosomen
(E)   Im Golgi-Apparat

Umblättern und weiterarbeiten

16. In welcher Phase der Mitose werden die Schwesterchromatiden getrennt?

(A) Telophase
(B) Anaphase
(C) Metaphase
(D) Prophase
(E) Prometaphase

17. Was versteht man unter dem Begriff „Bakteriophage"?

(A) Die Phagozytose von Bakterien durch Zellen des Immunsystems.
(B) Den Befall eines Organismus mit Bakterien.
(C) Eine bestimmte Bakterienart.
(D) Viren, die sich auf den Befall von Bakterien spezialisiert haben.
(E) Die Aufnahme von Bakterien mit der Nahrung.

18. Welche Aussage zu den Mendel'schen Regeln trifft zu?

(A) Laut der zweiten Regel sehen alle Organismen der F1-Generation gleich aus.
(B) Laut der ersten Regel unterscheidet sich die F2-Generation nicht.
(C) Laut der dritten Regel werden zwei Merkmale unabhängig voneinander vererbt.
(D) Laut der zweiten Regel weisen 2 von 4 Individuen der F2-Generation das dominante Merkmal auf.
(E) Laut der ersten Regel tritt bei einem intermediären Erbgang das Mischmerkmal in der F1-Generation im Vergleich zu den Ursprungsmerkmalen doppelt so häufig auf.

19. In welchem Zusammenhang stehen die Einheiten Kalorie [cal] und Joule [J]?

(A) $1\,J = 0{,}239\,cal$
(B) $102\,cal = 1\,N$
(C) $1\,cal = 0{,}19\,kJ$
(D) $1\,J = 4{,}24\,cal$
(E) Kalorie und Joule stehen in keinem Zusammenhang.

20. Wie entsteht Glucose-6-Phosphat?

(A) Als Endprodukt der Glykolyse unter Katalyse durch das Enzym Hexokinase.
(B) Während der Glykolyse durch Phosphorylierung von Glucose unter dem Verbrauch von ATP.
(C) Im Pentosephosphatweg unter Katalyse durch das Enzym Glucose-6-Phosphat-Dehydrogenase.
(D) Im Pentosephosphatweg unter Entstehung von NADPH+H+.
(E) Während des Glykogenaufbaus durch Dephosphorylierung unter Aufbau eines ATP.

21. Welche Aussage über Blutgruppen trifft zu?

    (A)   Ein Kind mit der Blutgruppe 0 kann Eltern mit den Genotypen AA und 00 haben.

    (B)   Ein Kind mit der Blutgruppe A kann Eltern mit den Genotypen AA und BB haben.

    (C)   Ein Kind mit der Blutgruppe AB kann Eltern mit den Genotypen AB und 00 haben.

    (D)   Ein Kind mit der Blutgruppe 0 kann Eltern mit den Genotypen AB und B0 haben.

    (E)   Ein Kind mit der Blutgruppe B kann Eltern mit den Genotypen BB und 00 haben.

22. Für einen Filmabend mischt der Gastgeber Nüsse aus drei Nussmischungen zusammen.

Die Packungsaufdrucke geben Hinweise hinsichtlich des Fettgehalts der Nüsse:

Nussmischung$_1$ (Packungsinhalt $200\,g$): Fettgehalt $60\,\%$

Nussmischung$_2$ (Packungsinhalt $100\,g$): Fettgehalt $30\,\%$

Nussmischung$_3$ (Packungsinhalt $150\,g$): Fettgehalt $40\,\%$

Der Hausherr mischt $100\,g$ von Nussmischung$_1$, $50\,g$ von Nussmischung$_2$ und $75\,g$ von Nussmischung$_3$ zusammen. Am Ende des Abends hat ein Gast die servierten Nüsse alleine verspeist. Welche Menge an Fett hat er aufgenommen?

    (A) $85\,g$

    (B) $95\,g$

    (C) $100\,g$

    (D) $105\,g$

    (E) $115\,g$

23. Welche Formel beschreibt die Ausbreitungsgeschwindigkeit v einer Welle?

    (A) $v = \lambda \cdot f$

    (B) $v = \rho \cdot r$

    (C) $v = \mu^2 \cdot s$

    (D) $v = \sigma \cdot \phi^2 \cdot \psi$

    (E) $v = \lambda \cdot 2r$

24. Mit n wird die Anzahl von Chromosomen pro Chromosomensatz bezeichnet. C beschreibt die Anzahl der Chromatiden pro Chromosom. Welche Aussage zur Meiose ist korrekt?

    (A)   In der ersten meiotischen Teilung wird der Chromosomensatz von 2n2C auf 2n1C reduziert.

    (B)   In der zweiten meiotischen Teilung entsteht eine Zelle mit 1n2C.

    (C)   Während der zweiten meiotischen Teilung findet das Crossing over statt.

    (D)   Aus einer Vorläuferzelle entstehen durch die Meiose vier haploide Keimzellen.

    (E)   Während der ersten meiotischen Teilung findet die Trennung der Schwesterchromatiden statt.

Umblättern und weiterarbeiten

25. Die Ausbreitungsgeschwindigkeit von Schall beträgt in der Luft $343\,\frac{m}{s}$. Die Ausbreitungsgeschwindigkeit des Schalls im Wasser ist ...

    (A) ... kleiner.
    (B) ... genau halb so groß.
    (C) ... ca. 4 Mal größer.
    (D) ... gleich groß.
    (E) ... ca. 8 Mal größer.

26. Welche Aussage zur Entwicklungsgeschichte trifft <u>nicht</u> zu?

    (A) Das Bein eines Pferdes ist homolog zum Arm eines Menschen.
    (B) Die Flügel von Fledermäusen und Vögeln sind analog zueinander.
    (C) Die Flossen von Fischen und Walen sind homolog.
    (D) Die voneinander unabhängige Entwicklung ähnlicher Organe wird Konvergenz genannt.
    (E) Der Aufbau des Herzens ist bei Säugetieren homolog.

27. Wann kann ein Arbeitnehmer mit einer 40-Stunden-Woche am Freitag Feierabend machen, wenn er von Montag bis Donnerstag im Durchschnitt $32400\,s$ pro Tag gearbeitet hat, am Freitag um $7{:}30$ Uhr bei der Arbeit erscheint, eine Frühstückspause von $15\,min$ einhalten muss und pünktlich ins Wochenende starten möchte?

    (A) 10:45 Uhr
    (B) 11:45 Uhr
    (C) 12:30 Uhr
    (D) 11:15 Uhr
    (E) 13 Uhr

28. Was wird <u>nicht</u> als Ausgangsprodukt für den Citratzyklus benötigt?

    (A) $Acetyl-CoA$
    (B) NAD^+
    (C) H_2O
    (D) Gerüste von Aminosäuren
    (E) CO_2

29. Welche Aussage zur Transkription ist richtig?

    (A) Sie erfordert Ribosomen.
    (B) Die Transkription erfordert tRNAs.
    (C) Sie erfolgt nur in Eukaryoten.
    (D) Sie erzeugt nur mRNAs.
    (E) Sie erzeugt RNA, die vom 5' – zum 3' – Ende verlängert wird.

30. Welche Aussage trifft nicht zu?

   (A) HI und I^- sind ein korrespondierendes/konjugiertes Säure-Basepaar.
   (B) Natrium findet in Puffern häufig eine Anwendung zur Bindung der Salze.
   (C) Bei der Dissoziation einer Säure kann eine Base entstehen.
   (D) Die korrespondierende Base zu Schwefelsäure ist Hydrogensulfid.
   (E) Schwefelsäure ist eine stärkere Säure als schwefelige Säure.

31. Welche Aussage über gesunde Zellen ist richtig?

   (A) Eine Eizelle kann 23 Autosomen und 1 X-Chromosom enthalten.
   (B) Eine männliche Herzmuskelzelle kann 22 Autosomen und 1 Y-Chromosom enthalten.
   (C) Eine weibliche Zygote kann 46 Autosomen und 1 X-Chromosom enthalten.
   (D) Ein Spermium kann 22 Autosomen und 1 Y-Chromosom enthalten.
   (E) Eine männliche Hautzelle kann 44 Autosomen und 2 X-Chromosomen enthalten.

32. Was sagt das Ionenprodukt des Wassers aus?

   (A) H_2O liegt vor allem in Form von H_3O^+ und OH^- vor.
   (B) $[H_3O^+] = [H_2O] = [OH^-]$
   (C) Die Autoprotolyse des Wassers ist keine Gleichgewichtsreaktion.
   (D) Die Einheit des Ionenprodukts ist $\frac{mol^2}{l^2}$.
   (E) Mit zunehmender Temperatur steigt ausschließlich die Geschwindigkeit der Hinreaktion.

33. Welche Aussage ist korrekt?

   (A) Das Steißbein ist ein Atavismus.
   (B) Zusätzliche Brustwarzen sind Atavismen.
   (C) Die Ausbildung eines Schwanzes am Steißbein des Menschen ist ein Rudiment.
   (D) Im Gegensatz zu Atavismen erfüllen Rudimente eine Funktion.
   (E) Die Ausbildung von hinteren Extremitäten bei einem Wal ist ein Rudiment.

34. Welche Periodendauer hat eine mechanische Standuhr, wenn ihr Pendel $1{,}6\,m$ lang ist?

   Hinweis: Für die Erdbeschleunigung soll $g = 10\,\frac{m}{s^2}$ angenommen werden.

   (A) Die Periodendauer beträgt etwa $1{,}5\,s$.
   (B) Die Periodendauer beträgt etwa $2{,}5\,s$.
   (C) Die Periodendauer beträgt etwa $4\,s$.
   (D) Die Periodendauer beträgt etwa $4{,}5\,s$.
   (E) Die Periodendauer beträgt etwa $6\,s$.

Umblättern und weiterarbeiten

35. Welches Dissoziationsgleichgewicht trifft für H_3PO_3 zu?

(A) $K = \dfrac{[H_2PO_3] \cdot [H_3O^+]}{[H_3PO_3]}$

(B) $K = \dfrac{[H_2PO_4] \cdot [H_3O^+]}{[H_3PO_4]}$

(C) $K = \dfrac{[HPO_3^{2-}] \cdot [H_3O^+]}{[H_2PO_4]}$

(D) $K = \dfrac{[SO_3^{2-}] \cdot [H_3O^+]}{[HSO_3^{2-}]}$

(E) Alle Dissoziationsgleichgewichte treffen zu.

36. Wie lauten die codogenen Basentripletts der DNA zu folgendem mRNA Ausschnitt?

Codogener Strang   3´... ... ... 5´

mRNA   5´... UGC GGC UAC ...3

(A) 3´... GTA TTA GCA ... 5´
(B) 3´... CAT AAT CGA ... 5´
(C) 3´... ACG CCG ATG ... 5
(D) 3´... GTA GCC GCA ... 5´
(E) 5´... ACG CCG ATG ... 3´

37. Zwei Pferde (Leistung $500\,W$ je Pferd) ziehen eine Kutsche mit einer konstanten Kraft von $500\,N$ über eine halbe Stunde. Welchen Weg legen sie dabei zurück?

(A) $1800\,m$
(B) $2200\,m$
(C) $5400\,m$
(D) $2700\,m$
(E) $3600\,m$

38. Bei einer reversiblen adiabatischen Zustandsänderung…

(A) nimmt die Entropie des Systems zu.
(B) nimmt die Entropie des Systems ab.
(C) bleibt die Entropie des Systems konstant.
(D) bleibt die innere Energie des Systems gleich.
(E) nimmt die Wärme ab.

39. Ein Patient soll im Rahmen einer Hochdosis-Chemotherapie Melphalan mit einer Dosierung $200\,\frac{mg}{m^2}$ verabreicht bekommen. Die nach der Boyd-Formel berechnete Körperoberfläche des Patienten beträgt $1,90\,m^2$. Die Gesamtdosis wird in einem $500\,ml$ Infusionsbeutel geliefert. Intravenös soll die Gesamtdosis in $30\,min$. verabreicht werden. Auf welche Infusionsgeschwindigkeit ($\frac{ml}{min}$) stellen Sie den Infusomaten ein?

(A) $250\,\frac{ml}{min}$

(B) $500\,\frac{ml}{min}$

(C) $10\,\frac{ml}{min}$

(D) $17\,\frac{ml}{min}$

(E) $25\,\frac{ml}{min}$

40. Was trifft auf die DNA-Replikation zu?

(A) Die DNA-Ligase dient der Entspiralisierung der DNA-Helix.

(B) Okazaki-Fragmente entstehen bei der Replikation des Folgestrangs.

(C) Die DNA-Polymerase liest ausschließlich in 5'-3'-Richtung ab.

(D) Primer sind DNA-Fragmente, die als Starthilfen der Replikation dienen.

(E) Der Folgestrang zeichnet sich durch seine 3'-5'-Richtung aus.

41. Welche Orbitale sind bei $_{17}$Chlor nicht besetzt?

(A) 3d-Orbital

(B) 1s-Orbital

(C) 3p-Orbital

(D) 3s-Orbital

(E) 2p-Orbital

42. Eine $0,05$-molare Hydrogensulfatlösung dissoziiert vollständig zu Sulfat und Protonen. Der pH-Wert beträgt 2. Wie groß ist der pKS-Wert für Hydrogensulfat?

(A) 3

(B) 2

(C) 1,70

(D) 2,5

(E) 4

43. Bei einem irreversiblen Prozess muss…

(A) …die Entropie abnehmen.

(B) …die Temperatur zunehmen.

(C) …die innere Energie zunehmen.

(D) …die Entropie zunehmen.

(E) …die innere Energie abnehmen.

Umblättern und weiterarbeiten

44. Eine Reaktion laufe exergon und endotherm ab. Durch eine drastische Verkleinerung des Reaktionsraumes ändert sich die Entropie erheblich. Die Temperatur bleibt aber regulierbar. Welche Aussage zur
freien Enthalpie $\triangle G$ ist richtig?

    (A)   Durch eine starke Temperaturabnahme kann die Reaktion nicht mehr spontan ablaufen.

    (B)   Durch Erwärmen läuft die Reaktion trotz Entropieänderung endotherm ab.

    (C)   Die Temperatur spielt in diesem Fall keine Rolle für $\triangle G$.

    (D)   Da sowohl $\triangle H$ und $\triangle S$ positiv sind, ist $\triangle G = 0$.

    (E)   Prozesse in der Natur streben eine positive Entropie und damit ein positives $\triangle G$ an.

45. Bei einer isentropen, adiabaten Zustandsänderung…

    (A)   ändern sich Wärme und innere Energie nicht.

    (B)   ändern sich Entropie und Wärme nicht.

    (C)   ändern sich Volumen und Druck nicht.

    (D)   ändern sich Wärme und Volumen nicht.

    (E)   ändern sich innere Energie und Entropie nicht.

46. Welche Aussage zur Vererbung ist richtig?

    (A)   Das Kind eines gesunden Mannes und einer an einer autosomal-dominant vererblichen Krank-
heit leidenden, heterozygoten Frau wird mit einer Wahrscheinlichkeit von 50% krank sein.

    (B)   Das Kind eines Mannes und einer Frau, die beide an einer autosomal-rezessiven vererblichen
Krankheit leiden, wird zu 50% auch erkranken.

    (C)   Eine Aussage zur Wahrscheinlichkeit der Vererbung bei zwei autosomal-rezessiv erkrankten Per-
sonen lässt sich nur mit dem Wissen tätigen, ob sie heterozygot oder homozygot für das krankmachende Allel sind.

    (D)   Bei X-chromosomal-rezessiver Vererbung sind meist Frauen betroffen.

    (E)   Bei X-chromosomal-dominanter Vererbung sind alle Söhne erkrankter Männer auch betroffen.

47. Welchen Flächeninhalt hat die aus sechs gleichseitigen Dreiecken zusammengesetzte Figur in Abhängigkeit der Seitenlänge a (siehe Bild)?

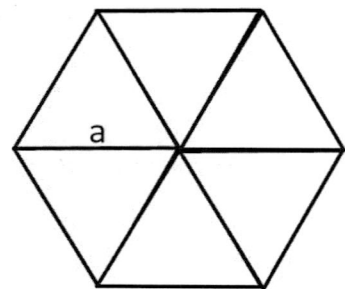

(A) $\dfrac{3}{2}a^2\sqrt{3}$

(B) $\dfrac{3}{4}a^2\sqrt{2}$

(C) $\dfrac{2}{3}a^2\sqrt{3}$

(D) $\dfrac{1}{3}a^2\sqrt{5}$

(E) $\dfrac{1}{4}a^2\sqrt{2}$

48. Welche Aussage über Puffer trifft zu?

(A) Mit Salzsäure und NaOH kann ein potenter Puffer hergestellt werden.
(B) Für die meisten Puffersysteme liegt das pH-Optimum um den pKb-Wert.
(C) Die Verdünnung eines Puffers mit Wasser kann je nach Pufferkapazität vernachlässigt werden.
(D) Ein einziger Puffer im Blut kann den pH-Wert dauerhaft konstant halten.
(E) Wird der Blut pH-Wert von 7,35 unterschritten, spricht man von einer Alkalose.

49. Nach dem zweiten Kirchhoffschen Gesetz …

(A) … ist die Summe aus zu- und abfließenden Strömen an einem Knotenpunkt gleich Null.
(B) … addieren sich alle Widerstände in einer Masche zu Null.
(C) … addieren sich die Teilspannungen an einem Knotenpunkt zu Null.
(D) … addieren sich die Teilströme in einer Maschine zu Null.
(E) … addieren sich die Teilspannungen eines Maschenumlaufes zu Null.

50. Welche Aussage zur Gleichgewichtsreaktion trifft <u>nicht</u> zu?

(A) Die Erhöhung der Konzentration eines der Edukte kann die Hinreaktion verstärken.
(B) Der Gleichgewichtszustand ist erreicht, wenn die Konzentrationen der Edukte und der Produkte annähernd gleich groß sind.
(C) Der Gleichgewichtszustand ist erreicht, wenn die Konzentrationen der Edukte und der Produkte annähernd konstant sind.
(D) Eine Druckerhöhung beeinflusst die Geschwindigkeit des Erreichens des Gleichgewichtszustandes besonders bei Gasreaktionen.
(E) Ein Katalysator begünstigt sowohl Hin-, als auch Rückreaktion.

51. Ein Auto fährt $108\,\frac{km}{h}$ auf der Autobahn. Wie viele Meter pro Sekunde ($\frac{m}{s}$) legt es zurück?

(A) $15\,\frac{m}{s}$
(B) $25\,\frac{m}{s}$
(C) $30\,\frac{m}{s}$
(D) $35\,\frac{m}{s}$
(E) $20\,\frac{m}{s}$

Umblättern und weiterarbeiten

52. Eine Sammellinse weist folgende Spezifikationen auf:

$$g > 2f; \; f < b < 2f; \; B < G$$

g: Gegenstandsweite, f: Brennweite, b: Bildweite, B: Bildgröße, G: Gegenstandsgröße

Welches Bild ergibt sich daraus?

(A) Das Bild ist reell, umgekehrt und vergrößert.

(B) Das Bild ist virtuell, aufrecht und verkleinert.

(C) Das Bild ist reell, umgekehrt und verkleinert.

(D) Das Bild ist reell, umgekehrt und gleich groß.

(E) Das Bild ist reell, aufrecht und verkleinert.

53. Bei einer isochoren Zustandsänderung ...

(A) ... ist das Volumen konstant.

(B) ... ist der Druck konstant.

(C) ... ist die Temperatur konstant.

(D) ... bleibt die innere Energie gleich.

(E) Alle Aussagen sind falsch.

54. Ein in einem abgeschlossenen, adiabaten Behälter befindliches Gas wird von außen reibungsfrei erhitzt. Welche Aussage ist vor diesem Hintergrund falsch?

(A) Es handelt sich um eine isochore Zustandsänderung.

(B) Die Temperatur im Inneren des Behälters steigt.

(C) Der Druck im Inneren des Behälters steigt.

(D) Es kann keine Wärme über die Systemgrenze abfließen.

(E) Es handelt es sich um einen irreversiblen Prozess.

55. Aus zwei Kochsalz-Wasser-Lösungen soll eine dritte Kochsalz-Wasser-Lösung hergestellt werden, die ein Mischungsverhältnis von 4:1 (Wasser zu Kochsalz) aufweist. Für die beiden anderen Lösungen lassen sich folgende Angaben machen:

Lösung$_1$: Menge 500 ml, Mischungsverhältnis 6:1

Lösung$_2$: Menge 600 ml, Mischungsverhältnis 3:1

Es werden 350 ml der ersten Lösung entnommen und in einen separaten Behälter gefüllt. Welche Menge von Lösung$_2$ muss hinzugegeben werden, um das gewünschte Mischungsverhältnis zu erhalten?

(A)   Es müssen $250\,ml$ von Lösung$_2$ hinzugegeben werden.

(B)   Es müssen $300\,ml$ von Lösung$_2$ hinzugegeben werden.

(C)   Es müssen $350\,ml$ von Lösung$_2$ hinzugegeben werden.

(D)   Es müssen $400\,ml$ von Lösung$_2$ hinzugegeben werden.

(E)   Es müssen $450\,ml$ von Lösung$_2$ hinzugegeben werden.

56.   Bei der Reaktion von K_2CO_3 und SO_2 gibt es Ionenbindungen, die in wässriger Lösung als gelöste Io-nen vorliegen. Zwischen welchen Atomen bzw. Verbindungen liegen kovalente Bindungen vor?

(A) K und S

(B) K^+ und CO_3^{2-}

(C) C und O

(D) K und K

(E)   In den Verbindungen liegen ausschließlich Molekülbindungen vor.

57.   Zwei parallel geschaltete Widerstände R_1 und R_2 werden durch einen Ersatzwiderstand R_e ersetzt. Wel-che Aussage ist richtig, wenn R_1 doppelt so groß ist wie R_2?

(A) $R_e > R_1$

(B) $R_e > R_2$

(C) $R_e < R_1 < R_2$

(D) $R_e < R_2 < R_1$

(E) $R_e > R_1 > R_2$

58.   Um welche funktionelle Gruppe handelt es sich bei der Abbildung? R und R' stellen Reste dar.

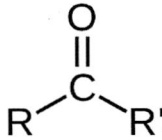

(A)   Ester

(B)   Säureamid

(C)   Carbonyl

(D)   Carboxyl

(E)   Säureanhydrid

Umblättern und weiterarbeiten

59. Bei einem physikalischen Experiment wird ein Kieselstein senkrecht von einer Brücke fallen gelassen. Aus welcher Höhe wird der Kieselstein fallen gelassen, wenn die Fallzeit fünf Sekunden beträgt und für die Erdbeschleunigung $10\,\frac{m}{s^2}$ angenommen wird?

(A) $75\,m$
(B) $100\,m$
(C) $125\,m$
(D) $50\,m$
(E) $150\,m$

60. In Eis breitet sich Licht mit der Lichtgeschwindigkeit $c = 2,29 \cdot 10^8\,\frac{m}{s}$ aus. Welche Brechzahl hat das Medium?

(A) $n = 1,67$
(B) $n = 0,77$
(C) $n = 1,01$
(D) $n = 0,52$
(E) $n = 1,31$

61. Die Verseifung ...

(A) ... ist gekennzeichnet durch die hydrolytische Spaltung einer Esterbindung mit H_2O.
(B) ... findet bei einem niedrigen pH-Wert durch hydrolytische Spaltung statt.
(C) ... ist ein Vorgang zur Herstellung von Alkalisalzen.
(D) ... funktioniert mit fast allen sauren Verbindungen.
(E) ... lässt Salze und einen zweiwertigen Alkohol entstehen.

62. Welches der folgenden Stoffe kann Fe_2^+ am ehesten zu Fe_3^+ oxidieren?

(A) O_2
(B) Au^+
(C) Au
(D) H^+
(E) Ca

63. In einer Laborstudie können bei der gleichen Probe die zwei Phänomene A und B mit einer Wahrscheinlichkeit von 98% und 91% nachgewiesen werden. Wie groß ist die Wahrscheinlichkeit mindestens, dass beide Phänomene in solch einer Probe nachgewiesen werden?

(A) 93%
(B) 90%
(C) 89%
(D) 85%
(E) 91%

64. Was trifft <u>nicht</u> auf Keimzellen zu?

    (A)   Sie sind haploid.

    (B)   Sie entstehen durch Reduktion während der Mitose.

    (C)   Zu ihnen zählen Eizellen und Spermien.

    (D)   Sie vereinigen sich bei der Befruchtung zu einer diploiden Zelle.

    (E)   Sie haben im Gegensatz zu allen anderen Zellen einen halbierten Chromosomensatz.

65. Berechnen Sie den pH-Wert für eine $0,001$-molare HPO_4^{2-} Lösung!

$pKb = 6,8$

    (A) 3

    (B) 11

    (C) $5,9$

    (D) $11,8$

    (E) $8,1$

66. Welche Aussage zur Lösung von Chlorwasserstoffgas (HCl) in Wasser trifft zu?

    (A)   Chlorwasserstoffgas ist aufgrund der hohen Polarität der Bindung gut wasserlöslich.

    (B)   Die hergestellte Lösung stellt keine Gefahr für Haut und Schleimhäute dar.

    (C)   Die kinetische Energie der Teilchen nimmt bei diesem Prozess zu.

    (D)   Der Entropiewert ist stark negativ.

    (E)   Dieser Vorgang ist temperaturunabhängig und damit endergon.

67. Ein gewöhnlicher Würfel (Augenzahlen 1 bis 6) und ein Spezialwürfel (Augenzahlen 1 bis 3 treten doppelt auf) werden gleichzeitig geworfen. Wie hoch ist die Wahrscheinlichkeit, dass die Augensumme „4" beträgt?

    (A)   etwa $16,67\%$

    (B)   etwa $33,33\%$

    (C)   etwa $8,11\%$

    (D)   etwa $22,22\%$

    (E)   etwa $6,67\%$

Umblättern und weiterarbeiten >

68. Welche Oxidationsstufe besitzt der Kohlenstoff in dieser Verbindung?

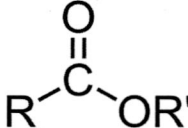

(A) +II
(B) +III
(C) +IV
(D) –I
(E) –II

69. Was besagt die Endosymbiontentheorie?

(A) Mitochondrien sind aus phagozytierten Prokaryonten entstanden.
(B) Prokaryonten sind durch eine Symbiose entstanden.
(C) Plastide sind aus in die Zelle aufgenommene Eukaryonten entstanden.
(D) Eukaryonten enthalten andere Eukaryonten.
(E) Prokaryonten sind zeitgeschichtlich nach den Eukaryonten entstanden.

70. Vereinfache den Term $81^2 \cdot 3^8 \cdot 9^4$ so weit wie möglich.

(A) 9^6
(B) 3^8
(C) 3^9
(D) 9^3
(E) 3^{24}

71. Für welche Verbindungen ist die Oktettregel <u>nicht</u> erfüllt?

(A) NH_3
(B) CCl_4
(C) Al_3O_2
(D) H_3PO_4
(E) Al_2O_3

72. Das Becken eines Schwimmbads kann unter Zuhilfenahme von zwei gleichstarken Pumpen in neun Stunden gefüllt werden. Wird eine dritte Pumpe hinzugenommen, dessen Pumpleistung zunächst unbekannt ist, ist das Becken innerhalb von sechs Stunden gefüllt. Wie groß ist die Pumpleistung der dritten Pumpe im Vergleich zu einer der beiden anderen Pumpen?

(A) Die Pumpleistung der dritten Pumpe ist gleich der Pumpleistung von Pumpe 1 bzw. 2.
(B) Die Pumpleistung liegt bei 80% im Vergleich zu Pumpe 1 bzw. 2.
(C) Die Pumpleistung liegt bei 125% im Vergleich zu Pumpe 1 bzw. 2.
(D) Die Pumpleistung liegt bei 75% im Vergleich zu Pumpe 1 bzw. 2.
(E) Die Pumpleistung liegt bei 50% im Vergleich zu Pumpe 1 bzw. 2.

73. Welche Aussage zu eukaryotischen und prokaryotischen Zellen trifft <u>nicht</u> zu?

(A) Zu den prokaryotischen Zellen zählen Bakterien und Archaeen.
(B) Die Ribosomen prokaryotischer Zellen sind immer kleiner (Sedimentationskoeffizient $70\ S$) als bei eukaryotischen Zellen (Sedimentationskoeffizient $80\ S$).
(C) Die DNA bei eukaryotischen Zellen liegt unter anderem im Zellkern.
(D) Die DNA prokaryotischer Zellen ist auf engem Raum angeordnet und wird als Nukleoid/Kernäquivalent bezeichnet.
(E) Die DNA bei prokaryotischen Zellen liegt ringförmig vor und ist durch Histone stabilisiert.

74. Welche Aussage trifft zu?

(A) Gliazellen sind an der Erregungsentstehung und -leitung beteiligt.
(B) Astrozyten stützen die Nerven im peripheren Nervensystem.
(C) Schwann-Zellen bilden Myelinscheiden im peripheren Nervensystem.
(D) Oligodendrozyten ernähren periphere Nerven.
(E) Gliazellen kommen lediglich im zentralen Nervensystem vor.

75. $250\ ml$ Kalilauge mit dem pH-Wert 12 werden mit destilliertem Wasser auf ein Volumen von $25\ l$ aufgefüllt. Wie hoch ist der pH-Wert nach der Verdünnung?

(A) 11
(B) 13
(C) 9
(D) 11,8
(E) 10

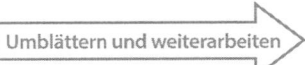
Umblättern und weiterarbeiten

76. Welche Zuordnung von gezeigtem System und Bindungstyp ist korrekt?

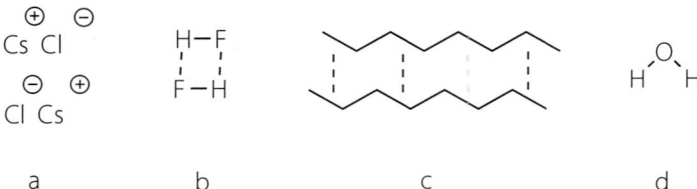

a   b   c   d

(A) b → kovalente Bindung, d → Wasserstoffbrückenbindung, a → Ionenbindung,
c → Van-der-Waals-Bindung

(B) c → Van-der-Waals-Bindung, a → Ionenbindung, d → Wasserstoffbrückenbindung,
b → kovalente Bindung.

(C) a → Ionenbindung, b → Wasserstoffbrückenbindung, d → kovalente Bindung,
c → Van-der-Waals-Bindung

(D) a → kovalente Bindung, b → Ionenbindung, c → Wasserstoffbrückenbindung,
d → Van-der-Waals-Bindung

(E) a → Ionenbindung, d → Wasserstoffbrückenbindung, c → Van-der-Waals-Bindung,
b → kovalente Bindung

77. Welche Wirkung hat das Hormon Insulin?

(A) Es hemmt die Glykolyse.
(B) Es steigert die Aufnahme von Glucose in die Zelle.
(C) Es steigert die Gluconeogenese.
(D) Es steigert den Blutzuckerspiegel.
(E) Es stellt Fettsäuren im Blut bereit.

78. Ein Behältnis enthält ausschließlich $0{,}7\,\text{mol}$ CH_4. Das Methan wird vollständig chloriert. Um welchen Massenbetrag nimmt dieses Behältnis zu, bei Abzug aller übrigen Reaktionsprodukte?

Molare Massen: $CH_4 = 16\,\frac{g}{mol}$, $Cl = 35\,\frac{g}{mol}$, $H = 1\,\frac{g}{mol}$, $C = 12\,\frac{g}{mol}$

(A) $106\,\text{Gramm}$
(B) $95{,}2\,\text{Gramm}$
(C) $98\,\text{Gramm}$
(D) $152{,}5\,\text{Gramm}$
(E) $168\,\text{Gramm}$

79. 13 Gramm $BaSO_4$ werden in 0,5 Liter Wasser gelöst. Wie hoch ist die Massenkonzentration von Schwefel in $\frac{g}{l}$?

Molare Massen: $BaSO_4 = 233\,\frac{g}{mol}$, $S = 32\,\frac{g}{mol}$, $SO_4 = 96\,\frac{g}{mol}$

(A)   3,64
(B)   7,28
(C)   8,67
(D)   32
(E)   1,82

80. Geben Sie die Elektronenkonfiguration für $_{46}Pd^+$ an:

Ordnungszahlen: $_{18}Ar$, $_{45}Rh$, $_{10}Ne$, $_{36}Kr$

(A) $[Ar]5s^2 4d^8$
(B) $1s^2 2s^2 2p^6 3s^2 3p^6 4s^2 3d^{10} 4p^6 5s^2 4d^8$
(C) $[Rh]$
(D) $[Ne]3s^2 3p^6 4s^2 3d^{10} 4p^6 5s^2 4d^8$
(E) $[Kr]5s^2 4d9$

7

LÖSUNGEN

7.1 SIMULATION 1

Nr.	Simulation 1
1	(E)
2	(C)
3	(B)
4	(B)
5	(E)
6	(C)
7	(E)
8	(C)
9	(D)
10	(D)
11	(D)
12	(C)
13	(A)
14	(C)
15	(A)
16	(B)
17	(A)
18	(C)
19	(D)
20	(A)
21	(A)
22	(D)
23	(B)
24	(D)
25	(E)
26	(E)
27	(D)
28	(E)
29	(C)
30	(B)
31	(A)
32	(E)
33	(A)
34	(C)
35	(B)
36	(C)
37	(D)
38	(B)
39	(D)
40	(A)

Nr.	Simulation 1
41	(E)
42	(C)
43	(D)
44	(D)
45	(C)
46	(B)
47	(E)
48	(C)
49	(E)
50	(D)
51	(A)
52	(C)
53	(A)
54	(B)
55	(E)
56	(C)
57	(D)
58	(A)
59	(D)
60	(A)
61	(D)
62	(B)
63	(B)
64	(D)
65	(D)
66	(A)
67	(E)
68	(A)
69	(C)
70	(E)
71	(A)
72	(E)
73	(D)
74	(C)
75	(B)
76	(E)
77	(C)
78	(C)
79	(B)
80	(C)

7.2 SIMULATION 2

Nr.	Simulation 2				
	(A)	(B)	(C)	(D)	(E)
1	■				
2	■				
3				■	
4				■	
5	■				
6					■
7		■			
8			■		
9					■
10	■				
11			■		
12			■		
13		■			
14		■			
15		■			
16				■	
17				■	
18			■		
19		■			
20	■				
21	■				
22		■			
23	■				
24			■		
25					■
26				■	
27	■				
28			■		
29					■
30				■	
31				■	
32	■				
33		■			
34				■	
35					■
36	■				
37					■
38		■			
39					■
40					■

Nr.	Simulation 2				
	(A)	(B)	(C)	(D)	(E)
41				■	
42					■
43			■		
44		■			
45	■				
46				■	
47				■	
48			■		
49					■
50				■	
51	■				
52	■				
53	■				
54		■			
55		■			
56				■	
57		■			
58				■	
59		■			
60					■
61					■
62	■				
63	■				
64			■		
65		■			
66					■
67			■		
68			■		
69	■				
70	■				
71				■	
72				■	
73	■				
74					■
75					■
76			■		
77			■		
78	■				
79	■				
80	■				

7.3 SIMULATION 3

Nr.	Simulation 3
1	A
2	D
3	C
4	C
5	D
6	D
7	A
8	B
9	E
10	A
11	A
12	D
13	B
14	D
15	D
16	B
17	D
18	C
19	A
20	B
21	E
22	D
23	A
24	D
25	C
26	C
27	B
28	E
29	E
30	D
31	E
32	D
33	B
34	B
35	A
36	C
37	E
38	C
39	D
40	B

Nr.	Simulation 3
41	A
42	B
43	D
44	A
45	B
46	A
47	A
48	C
49	E
50	B
51	C
52	C
53	A
54	E
55	D
56	C
57	D
58	C
59	C
60	E
61	C
62	B
63	C
64	B
65	E
66	A
67	A
68	B
69	A
70	E
71	C
72	A
73	E
74	C
75	E
76	C
77	B
78	B
79	A
80	C

8

ERLÄUTERUNGEN
ZU DEN LÖSUNGEN

8.1 ERSTE SIMULATION

1. **Lösung (E)**. Die Kraft ist keine SI-Basisgröße. Ihre Einheit ist Newton. Sie lässt sich durch die anderen SI-Basisgrößen angeben. Es gilt: $1\,\text{N} = 1\frac{\text{kg} \cdot \text{m}}{\text{s}^2}$.

   Niveau: leicht

2. **Lösung (C)**. Ribosomen können nicht nur frei im Zytosol vorkommen, sondern auch direkt dem endoplasmatischen Retikulum (ER) anliegen. Wenn das ER mit Ribosomen belagert ist, erscheint es unter dem Mikroskop körnig, was ihm den Namen „raues ER" im Gegensatz zum glatten ER eingebracht hat.

   Niveau: leicht

3. **Lösung (B)**.

   Ordnungszahl Z = Kernladungszahl = Zahl der Protonen im Kern = Zahl der Elektronen (im ungeladenen Atom)

   Massenzahl A = Neutronen + Protonen

   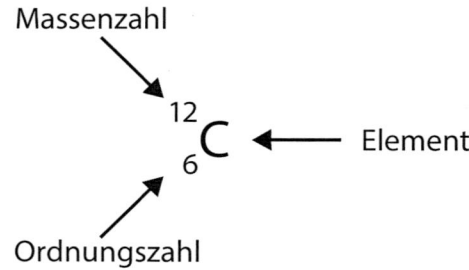

   Niveau: leicht

4. **Lösung (B)**. Eine Minute hat $60\,\text{s}$, eine Stunde hat demnach $3600\,\text{s}$. Ein Tag hat also $3600 \cdot 24 = 86400$ s .

   Niveau: mittel

5. **Lösung (E)**

   (A) → Übergang gasförmig zu flüssig

   (B) → Übergang fest zu flüssig

   (C) → Übergang flüssig zu gasförmig

   (D) → Übergang gasförmig zu fest

   Niveau: leicht

6. **Lösung (C).** Das endoplasmatische Retikulum ist ein stark kompartimentiertes Zellorganell, das wichtige Funktionen der Synthese und Speicherung erfüllt. Neben der Proteinsynthese (hauptsächlich im rauen ER) und der Synthese von Fettsäuren und Lipiden (hauptsächlich im glatten ER) dient es insbesondere in Muskelzellen auch der Speicherung von Calcium. Dank spezialisierter Enzyme (Cytochrom-P450) können im ER körperfremde Stoffe verarbeitet und damit die Zelle entgiftet werden. Dies betrifft z. B. auch die Verstoffwechselung von Medikamenten.

    Niveau: schwer

7. **Lösung (E).** Gesucht ist die Wahrscheinlichkeit des Ereignisses „Genau zweimal Kopf (und genau zweimal Zahl)". Die Reihenfolge ist nicht entscheidend, weswegen bei einer Berechnung die Permutationen berücksichtigt werden müssen.

    Ein mögliches Ergebnis ist beispielsweise $(KKZZ)$. Dieses hat die Wahrscheinlichkeit:

    $$p(KKZZ) = \left(\frac{1}{2}\right)^2 \cdot \left(\frac{1}{2}\right)^2 = \frac{1}{16} \ .$$

    Nun müssen alle Möglichkeiten betrachtet werden. Insgesamt gibt es $\binom{4}{2} = 6$ Möglichkeiten (vier Durchgänge, zweimal Kopf). Die gesuchte Wahrscheinlichkeit ist demnach:

    $$p\text{ (genau zweimal Kopf)} = \binom{4}{2} \cdot \left(\frac{1}{2}\right)^2 \cdot \left(\frac{1}{2}\right)^2 = \frac{6}{16} = \frac{3}{8}.$$

    Niveau: mittel

8. **Lösung (C).** Beim Abbau eines Moleküls Acetyl-CoA entstehen im Citratzyklus drei $NADH+H^+$, ein $FADH_2$ und ein GTP. Ein Molekül $NADH+H^+$ liefert in der Atmungskette $2{,}5$ ATP, während ein Molekül $FADH_2$ ungefähr $1{,}5$ ATP liefert. Ein GTP entspricht energetisch einem ATP. Somit entstehen beim Abbau von einem Molekül Acetyl-CoA etwa 10 ATP.

    Niveau: schwer

9. **Lösung (D).** Ca steht in der 2. Hauptgruppe, Br und Cl in der 7. Fe hat die Oxidationszahl 2.

    Dementsprechend können Ca und Fe zwei Elektronen abgeben, Br und Cl aber nur einen aufnehmen.

    Niveau: leicht

10. **Lösung (D).** Die Vorsilbe „hekto" steht für „hundert", also 10^2. Unter anderem tritt die Vorsilbe in der Physik auf. Dort wird der Atmosphärendruck beispielsweise in Hektopascal angegeben.

    Niveau: leicht

11. **Lösung (D).** Der pH-Wert gibt die Konzentration der H^+-Ionen in mol/l an, d.h. um die Stoffmenge der in $200\,ml$ enthaltenen Lösung zu erhalten, muss mit 5 dividiert werden.

$$\frac{10^{-3}}{5} = 2 \cdot 10^{-4}\,mol$$

Niveau: leicht

12. **Die richtige Antwort lautet (C).** Die Elektronegativitätsdifferenz der Elemente Schwefel und Brom beträgt $\triangle EN = 3,24 - 2,65 = 0,59$. Erst bei Differenzen in der Größenordnung von etwa $1,4$ wird im Allgemeinen von Ionenbindungen ausgegangen. Beim Dischwefeldibromid liegt daher eine kovalente Atombindung vor, wobei das deutlich elektronegativere Brom eine erhöhte Elektronendichte innerhalb der S-Br-Bindung aufweist und die Bindung daher positiv polarisiert bezüglich des Schwefels ist.

Niveau: leicht

13. **Lösung (A).** $500\,ml$ einer Wasser-Kochsalz-Lösung mit dem Mischungsverhältnis 9:1 enthalten $450\,ml$ Wasser und $50\,ml$ Kochsalz. Gewünscht ist ein Mischungsverhältnis von 23:2. Da sich die Menge an Kochsalz durch die Zugabe von Wasser nicht ändert, muss einfach so lange Wasser hinzugegeben werden, bis die 11,5-fache Menge der $50\,ml$ Wasser erreicht ist. Bei $575\,ml$ Wasser ist diese Verdünnung erreicht, es müssen also $125\,ml$ Wasser hinzugegeben werden.

Niveau: mittel

14. **Lösung (C).** An der Plateauphase bei pH-Wert 3-4 und dem steilen Anstieg darauf erkennt man, dass eine schwache Säure mit einer starken Base titriert wurde. Dieser Bereich ist der Pufferbereich, da hier viel Volumen der Base zugegeben wird, aber kaum eine pH-Änderung stattfindet. Bei allen anderen Verbindungen kann man ausschließen, dass es sich um eine schwache Säure und eine starke Base handelt.

Niveau: leicht - mittel

15. **Lösung (A).** Die Schilddrüsenhormone T3 und T4 unterliegen einem Regelkreis über Hypophyse und Hypothalamus. Das Thyreotropin-Releasing-Hormone TRH wird im Hypothalamus gebildet und stimuliert die Bildung von TSH (Thyreoidea-stimulierendes-Hormon) in der Hypophyse. TSH wiederum bewirkt die Freisetzung von T3 und T4 aus der Schilddrüse. Der Regelkreis schließt sich durch negative Rückkopplungsmechanismen. Ein Überschuss an T3 und T4 bremst die Bildung von TSH sowie TRH. Ein hohes TSH drosselt außerdem die TRH-Produktion. Bei einer Schilddrüsenunterfunktion sind T3 und T4 erniedrigt. Um dem Mangel entgegen zu wirken, steigt das TSH an. Umgekehrt verhält es sich bei einer Schiddrüsenüberfunktion. Erhöhtes T3 und T4 bewirkt über die negative Rückkopplung eine verminderte Produktion von TSH.

Niveau: schwer

16. **Lösung (B).** ATP (Adenosintriphosphat) ist die Energiewährung unseres Körpers. Es entsteht durch Phosphorylierung von ADP (Adenosindiphosphat) und besteht aus Adenin, Ribose und drei Phosphatresten. Es spielt u.a. eine wichtige Rolle beim aktiven Transport durch Zellmembranen.

Niveau: leicht

17. **Lösung (A).** Eine elektrische Arbeit wird bei der Verschiebung einer Ladung Q zwischen zwei Punkten, zwischen denen die Spannung U herrscht, verrichtet.

Es gilt also: $\text{elektrische Arbeit} = \text{Spannung} \cdot \text{Ladung}$.

Wenn die elektrische Leistung mit $P = \dfrac{\text{Arbeit}}{\text{Zeit}} = U \cdot I$ ist, dann lässt sich auch daraus schließen, dass die elektrische Arbeit dann $\text{Leistung} \cdot \text{Zeit} = P \cdot t = U \cdot I \cdot t$ sein muss. $I \cdot t$ entspricht wiederum der Ladung Q.

Niveau: mittel

18. **Lösung (C).** Mitochondrien sind die Energiekraftwerke der Zelle. Durch zwei Membranen und starke Fältelung entsteht eine optimale Kompartimentierung zur aeroben Energiegewinnung. Dazu gehört der Citratzyklus und die Oxidation von Fettsäuren. Die meisten Zellen besitzen Mitochondrien in großer Zahl, außer z.B. rote Blutkörperchen. Als einziges Zellorganell werden sie ausschließlich von der Mutter (maternal) vererbt.

Niveau: mittel

19. **Die richtige Antwort lautet (D):** Resublimation. Dabei handelt es sich um den Umkehrprozess der Sublimation, bei der ein Feststoff direkt in die Gasphase übergeht. Der Begriff Desublimation existiert nicht, Stagnation (anhaltend, gleichbleibend) steht in keinem chemischen Zusammenhang und Kondensation beschreibt den Übergang von der gasförmigen in die flüssige Phase.

Niveau: leicht

20. **Lösung (A).** 27 Pulsschläge in $\dfrac{1}{4}$ min entsprechen 108 Schläge pro Minute.

5 Atemzüge in $\dfrac{1}{4}$ min entsprechen 20 Atemzüge pro Minute.

D.h. der Patient ist tachykard und tachypnoeisch.

Niveau: leicht

21. **Lösung (A).** Die Atmungskette findet in den Mitochondrien statt und nutzt die Substrate anderer Vorgänge, um unter Reduktion von Sauerstoff zu Wasser, der sog. Knallgasreaktion, das energiereiche ATP zu produzieren.

Niveau: mittel

22. **Lösung (D).** Das Zytoskelett ist ein intrazelluläres Gerüst aus unterschiedlich angeordneten Proteinen, das zur Stabilisierung, Verankerung und Transport von Zellorganellen und Vesikeln dient. Es besteht grundlegend aus Mikrotubuli, Intermediärfilamenten und Aktinfilamenten.

Niveau: leicht

23. **Lösung (B).** Eine Wärmekraftmaschine wandelt Wärme in mechanische Energie um. Beispiel: Verbrennungsmotor.

Niveau: leicht

24. **Lösung (D).** Zunächst muss man das Volumen in Abhängigkeit der Raumdiagonale darstellen:

$$V = a^3 = \left(\frac{d}{\sqrt{3}} \right)^3 = \frac{1}{(\sqrt{3})^3} d^3$$

An diesem Zusammenhang sieht man, dass das Volumen 27 mal so groß wird, wenn sich die Raumdiagonale verdreifacht. Das neue Volumen ist also um 2600% größer als das alte Volumen.

Niveau: schwer

25. **Die richtige Antwort ist (E).** Hydrophile Verbindungen sind in der Regel polar und mischen sich daher meist gut mit Wasser (hydro-phil = Wasser liebend). Van-der-Waals-Wechselwirkungen kommen zwischen ihnen zwar auch vor, sind aber nicht die dominierenden Kräfte. Zwar sind auch ionische Verbindungen meist hydrophil, jedoch müssen nicht alle hydrophilen Verbindungen ionisch sein (beachte: ‚stets' in Fragestellung). Richtig hingegen ist, dass hydrophile Verbindungen einen permanenten Dipol aufweisen und daher Dipol-Dipol-Wechselwirkungen ausbilden. Ein besonderer Fall sind Wasserstoffbrücken-Bindungen, die jedoch nicht bei allen hydrophilen Verbindungen vorkommen müssen.

Niveau: leicht - mittel

26. **Lösung (E).** Blaues Licht hat eine kürzere Wellenlänge als rotes Licht und damit eine höhere Frequenz.

Niveau: leicht

27. **Lösung (D).** Für die Arbeit gilt $\text{Kraft} \cdot \text{Weg}$.

Niveau: leicht

28. **Lösung (D).** Es gilt der Zusammenhang $x = \frac{1}{2} \cdot a \cdot t^2$.

Setzt man die Werte für a und t ein, so erhält man $x = \frac{1}{2} \cdot 5 \cdot 6^2 \text{ m} = \frac{1}{2} \cdot 5 \cdot 36 \text{ m} = 90 \text{ m}$.

Niveau: mittel

29. **Lösung (C).** Die Periodendauer berechnet sich durch $T = 2\pi\sqrt{\dfrac{l}{g}} = 2\pi\sqrt{\dfrac{22,5\,\mathrm{m}}{10\,\frac{\mathrm{m}^2}{\mathrm{s}}}} = 2\pi \cdot \dfrac{3}{2}\,\mathrm{s} \approx 9,42\,\mathrm{s}$
π kann hier mit ca. 3 geschätzt werden.

Niveau: schwer

30. **Lösung (B).** Es gilt $P = U \cdot I$ und $R = \dfrac{U}{I}$. Da Spannung und Widerstand gegeben sind, muss die Stromstärke eliminiert werden.

Es gilt: $P = U \cdot I = \dfrac{U^2}{R} = 20\,\mathrm{W}$.

Niveau: mittel

31. **Lösung (A).** Viren bestehen aus einer Hülle, die entweder DNA oder RNA enthält. Sie sind aufgrund eines fehlenden eigenen Stoffwechsels zur Reproduktion obligat auf Wirtszellen angewiesen. Nachdem der Virus seine Wirtszelle befallen hat, verliert er seine Hülle und nutzt die wirtseigenen Funktionen zur Vervielfältigung (Replikation).

Niveau: leicht

32. **Lösung (E).** Die Kraft lässt sich mit dem Coulomb-Gesetz berechnen:

$$F = \frac{1}{4\pi \cdot 8,85 \cdot 10^{-12}\,\frac{\mathrm{As}}{\mathrm{Vm}}} \cdot \frac{2 \cdot 10^{-6}\,\mathrm{As} \cdot 3 \cdot 10^{-7}\,\mathrm{As}}{(3\,\mathrm{m})^2} \approx 5,99 \cdot 10^{-4}\,\mathrm{N}$$

Niveau: schwer (Rechnung kann man mit den Ergebnissen ganz gut schätzen)

33. **Lösung (A).** Das erste Kirchhoffsche Gesetz ist auch als Knotenregel bekannt. An jedem Knoten des Netzwerks entspricht die Summe der zufließenden Ströme gleich der Summe der abfließenden Ströme.

Niveau: mittel

34. **Lösung (C).** Hormone können grob danach aufgeteilt werden, ob sie gut wasserlöslich (hydrophil) oder schlecht wasserlöslich (lipophil) sind. Alle Steroidhormone, z. B. Glukokortikoide und Sexualhormone, werden aus Cholesterin synthetisiert und sind lipophil. Die Eicosanoide genannten Fettsäurederivate, wie z. B. Prostaglandine, sind ebenfalls lipophil. Anders verhält es sich mit Proteohormonen, wie z. B. Glukagon und Insulin, sowie Aminosäurederivaten, wie z. B. Katecholaminen, die hydrophil sind.

Niveau: mittel

35. **Lösung (B)**. Richtig wäre: Mit steigender Kettenlänge und abnehmender Anzahl an Doppelbindungen zwischen den Kohlenstoffatomen der Kette steigt die Schmelztemperatur.

Name	Formel	Schmelzpunkt
Ölsäure	$C_{18}H_{34}O_2$	$+13\,°C$
Linolsäure	$C_{18}H_{32}O_2$	$-5\,°C$
Linolensäure	$C_{18}H_{30}O_2$	$-11\,°C$

Tabelle 15: Eigenschaften einiger ungesättigter Fettsäuren mit 18 Kohlenstoff-Atomen

Die Tabelle veranschaulicht, dass der Schmelzpunkt der ungesättigten Fettsäuren mit zunehmender Zahl von $C=C$-Doppelbindungen abnimmt.

Niveau: leicht

36. **Lösung (C)**. Es handelt sich um einen zusammengesetzten Dreisatz:

7 Hühner legen an 5 Tagen im Durchschnitt 35 Eier, also legen 5 Hühner an 5 Tagen 25 Eier ($35 \cdot \frac{5}{7}$) und 5 Hühner demnach an 10 Tagen 50 Eier. Man kann das Problem auch zunächst auf ein Huhn herunterbrechen: Wenn 7 Hühner an 5 Tagen 35 Eier legen, dann legt ein Huhn an einem Tag nur ein Ei. Dementsprechend legen 5 Hühner in 10 Tagen 50 Eier.

Niveau: leicht

37. **Lösung (D)**. Das morphologische Artkonzept definiert eine Art als Organismen mit Ähnlichkeiten der Gestalt. Das physiologische Artkonzept unterscheidet hingegen Arten nach ihrem Stoffwechsel. Dieses Konzept findet seine Anwendung vor allem bei Bakterien. Das biologische Artkonzept definiert eine Art als eine Gruppe von Organismen, die untereinander theoretisch fortpflanzungsfähig sind. Das phylogenetische Artkonzept beschreibt eine Art nach ihrer evolutionsgeschichtlichen Entwicklung. Nach dem ökologischen Artkonzept werden Organismen anhand ihrer ökologischen Nischen eingeteilt, in denen sie leben.

Niveau: mittel

38. **Lösung (B)**. Die drei genannten Größen sind über die Linsengleichung miteinander verbunden.

Es gilt: $\dfrac{1}{f} = \dfrac{1}{g} + \dfrac{1}{b} = \dfrac{1}{20}\ cm + \dfrac{1}{5}\ cm = \dfrac{5}{20}\ cm \longrightarrow f = 4\ cm$

Niveau: mittel

39. **Lösung (D).** Während des Citratzyklus wird Acetyl-CoA zu CO_2 abgebaut. Dabei entstehen die reduzierten Koenzyme NADH+H$^+$ und FADH$_2$ sowie das energiereiche GTP. Erst in der Atmungskette, in die diese Substrate eingespeist werden, entsteht ATP.

Niveau: leicht

40. **Lösung (A).** Der Ausgangswert (215 Fische) entspricht dem Grundwert, also den $100\,\%$. $60\,\%$ dieses Ausgangswerts entsprechen $215 \cdot 0,6 = 129$ Fischen.

Niveau: leicht

41. **Lösung (E).** Die genetische Variabilität entsteht durch verschiedene Mechanismen. Das Auftreten verschiedener Genvarianten innerhalb einer Population wird als Polymorphismus bezeichnet. Z. B. sorgen Mutationen für eine Veränderung des Erbguts. Sie können positive oder negative Effekte für das Individuum haben oder aber sich neutral auswirken (neutrale Mutation). Zum Teil entstehen dabei neue Allele. Durch sexuelle Rekombination wird das Erbgut zwar nicht verändert, jedoch während der Meiose neu durchmischt. Durch die große Zahl an möglichen Kombinationen sorgt sie dafür, dass kein Organismus dem anderen gleicht.

Auch der Heterozygotenvorteil erhöht die Variation. Damit ist gemeint, dass es für einige Allelpaare nützlicher ist homozygot als heterozygot zu sein. Bekanntestes Beispiel dafür ist die Sichelzellanämie: Homozygote Träger erkranken schwer und haben einen Nachteil in der Reproduktion. Heterozygote Träger hingegen weisen bessere Überlebenschancen für Malaria auf und erhöhen somit ihre Reproduktivität.

Niveau: mittel

42. **Lösung (C).** Glycin ist die kleinste und einfachste α-Aminosäure mit dem Rest H der endständigen Carboxygruppe mit der Aminogruppe in direkter Nachbarschaft.

Niveau: leicht

43. **Lösung (D).** Der Sprinter hört den Startschuss nach etwa $\frac{100\text{ m}}{343\frac{\text{m}}{\text{s}}} \approx 0,3\text{ s}$.

Addiert man seine Reaktionszeit und die Laufzeit, erreicht er das Ziel $13\,\text{s}$ nach dem Startschuss.

Niveau: mittel

44. **Die richtige Antwort lautet (D).** Zur Neutralisierung werden $0,1\,\text{mol}$ KOH benötigt. Es wurde nach der Masse des benötigten Kaliums gefragt. Dafür verwendet man die molare Masse von Kalium und multipliziert sie mit der benötigten Molzahl (0,1): $39\frac{\text{g}}{\text{mol}} \cdot 0,1\,\text{mol} = 3,9\,\text{g}$.

Niveau: mittel

45. **Lösung (C).** Nervenzellen lassen sich grob gliedern. Es gibt einen afferenten (hinführenden) Teil, gebildet von feinen Verästelungen, den Dendriten. Über sie werden Aktionspotentiale hingeleitet zum
Soma (Zellkörper), in dem eingebettet der Zellkern liegt. Der Axonhügel, an dem Aktionspotentiale
entstehen, bildet den Übergang von Soma zu Axon. Das Axon selbst stellt den efferenten (wegführen-
den) Teil dar und leitet Aktionspotentiale weiter.

Niveau: leicht

46. **Lösung (B).** Das Volumen eines Würfels berechnet sich durch $V = a^3$. Gesucht ist a, gegeben ist das
Volumen mit $V = 512\,cm^3$.

Rechnung: $512\,cm^3 = a^3 \longrightarrow a = \sqrt[3]{512\,cm^3} = 8\,cm$

Nun muss noch die Kantenlänge zur ursprünglichen Kantenlänge ins Verhältnis gesetzt werden.

Rechnung: $\left(\dfrac{8\,cm}{6\,cm} - 1\right) \cdot 100\,\% = \dfrac{1}{3} \cdot 100\,\% = 33\,\%$

Niveau: schwer

47. **Lösung (E).** Die Glykolyse ist einer der wichtigsten Energiestoffwechselwege und findet in allen lebenden Zellen statt. Sie stellt eine Gemeinsamkeit von Prokaryonten und Eukaryonten dar und kann daher
entwicklungsgeschichtlich weit zurückdatiert werden.

Niveau: leicht

48. **Lösung (C).** Die drei genannten Größen sind über die Linsengleichung miteinander verbunden.

Es gilt: $\dfrac{1}{f} = \dfrac{1}{g} + \dfrac{1}{b} \longrightarrow b = \dfrac{1}{\left(\dfrac{1}{f} - \dfrac{1}{g}\right)} = \dfrac{1}{\dfrac{1}{4} - \dfrac{1}{6}} = \dfrac{1}{\dfrac{1}{12}} = 12\,cm$

Niveau: mittel

49. **Antwort (E) stimmt nicht.** Die Lipiddoppelschicht besteht aus zwei Lagen amphiphiler Fett-Moleküle, deren
polarer Anteil (‚Kopf‘) jeweils ins Zellmedium und außerhalb des Zellmediums ragt, während die unpolaren Anteile (‚Schwanz‘) zueinander zeigen und damit einen unpolaren Bereich erzeugen, in dem Van-der-
Waals-Wechselwirkungen dominieren. In, an und auf der Doppelschicht sind verschiedenste Proteine und
Zucker-Fragmente zu finden, die jedoch parallel zur Doppelschicht relativ frei beweglich sind. Man spricht
daher auch vom Flüssig-Mosaik-Modell. Das Schlüssel-Schloss-Prinzip entstammt hingegen der Enzym-Ki-
netik und beschreibt dort, dass nur ein für das Enzym spezifisches Substrat von diesem umgesetzt wird.

Niveau: leicht

50. **Lösung (D)**. Richtig wäre die Aussage umgekehrt. Der Protonendonator HCl überträgt ein Proton an den Protonenakzeptor $NaOH$.

Niveau: mittel

51. **Lösung (A)**. Die Stromstärken verhalten sich umgekehrt proportional zu den Widerständen, die angelegte Quellenspannung ist im Prinzip unerheblich.

Es gilt $U = R \cdot I = $ konstant. Daraus folgt $\frac{I_1}{I_2} = 4$.

Niveau: mittel

52. **Lösung (C)**. Das Axon ist der efferente (vom Nervenzellkörper wegleitende) Teil. Es ist verantwortlich für die Weiterleitung von Aktionspotentialen. Über einen synaptischen Spalt, an dem das Aktionspotential in ein chemisches Signal umgewandelt wird, kommuniziert es u.a. mit Nervenzellen. Die postsynaptische Membran bildet in diesem Fall ein Dendrit, welcher der afferente (zum Nervenzellkörper hinführende) Teil ist.

Niveau: leicht

53. **Die richtige Antwort lautet (D)**. Die Van-der-Waals-Wechselwirkungen, die aus temporär asymmetrischen Elektronenverteilungen in der Atomhülle resultieren, tragen meist bei unpolaren Molekülen einen signifikanten Beitrag zu den intermolekularen Wechselwirkungen bei. Bei polaren Molekülen überwiegen in der Regel andere Wechselwirkungen, wie zum Beispiel Wasserstoffbrückenbindungen oder Dipol-Dipol-Wechselwirkungen, die energetisch in eine deutlich höhere Größenordnung einzuordnen sind. Steigt der Atomradius bei gleicher Elektronenzahl, so haben die verbleibenden Elektronen mehr Platz und die Polarisierbarkeit des Atoms wird erhöht; gleicher Effekt stellt sich bei Verminderung der Elektronenzahl bei gleichbleibendem Atomradius ein. Durch die erhöhte Polarisierbarkeit nimmt die Stärke der Van-der-Waals-Kräfte zu.

Niveau: schwer

54. **Lösung (B)**. Für den Ersatzwiderstand gilt: $\frac{1}{Re_1} = \frac{1}{R_1} + \frac{1}{R_2}$ bzw. $\frac{1}{Re_2} = \frac{1}{R_1} + \frac{1}{R_2} + \frac{1}{R_3}$.

Wegen $\frac{1}{R_1} + \frac{1}{R_2} + \frac{1}{R_3} > \frac{1}{R_1} + \frac{1}{R_2}$ gilt offensichtlich $\frac{1}{Re_2} > \frac{1}{Re_1}$ und damit $Re_1 > Re_2$.

Der Ersatzwiderstand wird also kleiner.

Niveau: mittel

55. **Die richtige Antwort lautet (E)**. Zwischen molarer Masse, Stoffmenge und Masse besteht folgender Zusammenhang: $m = n \cdot M$. Unter Verwendung dieser Gleichung lässt sich die molare Masse des Stoffes per Division der Masse durch die Stoffmenge ermitteln:

$$\frac{5{,}5\ \text{g}}{0{,}0985\ \text{mol}} \approx \frac{5{,}5\ \text{g}}{10^{-1}\ \text{mol}} \approx 55\ \frac{\text{g}}{\text{mol}}$$

Da es sich bei Eisen um ein Element handelt, ist die molare Masse in diesem Fall mit der Atommasse gleichzusetzen ($\frac{\text{g}}{\text{mol}} = \text{u}$).

Niveau: leicht

56. **Lösung (C).** Die erste Mendel'sche Regel (Uniformitätsregel) besagt, dass bei Kreuzung zweier homozygoter Organismen, die Tochtergeneration den gleichen Phänotyp aufweist.

Niveau: leicht

57. **Lösung (D).** Laut der Säure- und Basen-Definition nach Brönsted sind Säuren Protonendonatoren und Basen Protonenakzeptoren. Säuren, die ein Proton abgeben können, werden als einbasig (oder einwertig) bezeichnet (z. B. HNO_3, HCl, $HClO_4$). Entsprechend können zweibasige Säuren (z. B. H_2SO_4, H_2CO_3, $H_2PO_4^-$) zwei und dreibasige Säuren (z. B. H_3PO_4, H_3AsO_4) drei Protonen zur Verfügung stellen. Dissoziiert eine Säure, so entsteht neben dem Proton ein Rest, der seinerseits in der Lage ist, ein Proton aufzunehmen, also eine Base darstellt. Man bezeichnet diesen Rest als korrespondierende Base. Ammonium ist die korrespondierende Säure der Base Ammoniak NH_3. Chlorid ist die korrespondierende Base der Säure HCl und das Perchlorat-Anion ClO_4 die korrespondierende Base der Säure Perchlorsäure. Bei einer mehrprotonigen Säure besteht eine schrittweise Protolyse und für jede Protolysationsstufe gibt es eine eigene Säurekonstante. Da aus der steigenden Ionenladung des entstehenden Säurerestanions die weiterführende Protolyse weniger energetisch begünstigt ist, wird die Säure weniger stark und der pKs-Wert wird größer.
Niveau: mittel

58. **Lösung (A).** Nicht jede Mutation führt zu einer Veränderung der äußerlichen Merkmale (Phänotyp). Häufig handelt es sich um stille Mutationen, die sich nicht auf den Organismus auswirken.

Niveau: leicht

59. **Lösung (D).** In der G1-Phase findet Zellwachstum und Aufbau dafür nötiger Proteine statt. Anschließend kann die Zelle in einem Ruhezustand verbleiben (G0-Phase) oder so lange wachsen, bis sie in die S-Phase übergeht. In dieser Phase findet die Replikation statt. Jedes Chromosom erhält hierdurch sein zweites Chromatid, während die Chromosomenzahl gleichbleibt. In der G2-Phase werden letzte Reparaturen und Synthesearbeiten vervollständigt, bevor die Zelle in die Mitose übergeht. Die Mitose teilt sich auf in Prophase, Metaphase, Anaphase und Telophase.

Niveau: leicht

60. **Lösung (A).** Für den Ersatzwiderstand in einer Parallelschaltung gilt:

$$\frac{1}{R} = \frac{1}{R_1} + \frac{1}{R_2} \longrightarrow R = \frac{R_1 \cdot R_2}{R_1 + R_2} = \frac{60\ \Omega}{17\ \Omega} \approx 3,5\ \Omega$$

Niveau: mittel

61. **Die richtige Antwort lautet (D).** Nach den Regeln für die Benennung von organischen Molekülen nach IUPAC ist zunächst die Hauptkette zu suchen. Dies ist die Kette, welche die meisten Mehrfachbindungen enthält und zudem aus den meisten Kohlenstoffatomen besteht und die größtmögliche Anzahl an Substituenten besitzt. Ist die Kette gefunden, gilt es von der Seite an durchzuzählen, bei der die Mehrfachbindung(en) die niedrigsten Lokanten erhalten. Sollte die Verbindung keine Mehrfachbindungen enthalten, oder durch dieses Kriterium nicht zu unterscheiden sein, beginnt die Zählung an dem Ende der Kette, an dem die erste Abzweigung zu finden ist. Sollte an beiden Kettenenden an gleicher Stelle eine Abzweigung vorhanden sein, fällt jene mehr ins Gewicht, die alphabetisch zuerst kommt. Da obige Verbindung jedoch eine Mehrfachbindung enthält, kommen genannte Kriterien nicht zum Einsatz und die vorhandenen Substituenten müssen alphabetisch sortiert aufgelistet werden, wobei der Präfix „di" bei der Bestimmung der Reihenfolge zu vernachlässigen ist. Es resultiert die Lösung 2-Chlor-4,5-diethyl-3,6-dimethylhept-3-en, wobei die Lokanten der Substituenten durch die Lage der Doppelbindung bestimmt sind.

Niveau: schwer

62. **Lösung (B).** Guanin ist komplementär zur Cytosin, d. h. es kann nur in gleichen Anteilen vorliegen. Bei einem Anteil von $17\,\%$ Guanin und $17\,\%$ Cytosin verbleiben $66\,\%$. Da Thymin und Adenin komplementär zueinander sind, verteilen sich jeweils $33\,\%$ auf diese beiden Basen.

Niveau: leicht

63. **Lösung (B).** Die Reaktionsenthalpie der Verbrennung von Alkohol an der Luft ist negativ. Es handelt sich also um eine exotherme Reaktion, bei der Wärme an die Umgebung abgegeben wird. Die Produkte befinden sich nach der Reaktion in einem stabilen Zustand.

Niveau: leicht

64. **Die richtige Antwort lautet (D).** OH^- reagiert sehr stark basisch, H_2O ist als Ampholyt (kann sowohl Säure als auch Base sein) die nächst stärkere Säure. Kohlensäure H_2CO_3 ist eine sehr schwache Säure, Salpetersäure HNO_3 mittelstark und Salzsäure HCl die stärkste unter den gegebenen Verbindungen.

Niveau: mittel

65. **Lösung (D)**. Ionisierende Strahlung (alpha-, beta-, gamma-, Röntgenstrahlung) gilt grundsätzlich als karzinogen auf alle biologischen Systeme und kann Mutationen verursachen. UV-Strahlung wird auch als karzinogen eingestuft. Asbest, Benzol, Acrylamid und Nitrosamine sind ebenfalls krebserregend. Beim Erhitzen gepökelter Lebensmittel sowie beim Wiederaufwärmen von Spinat besteht die Gefahr der Nitrosaminbildung.

Niveau: leicht (Lösung durch Ausschlussverfahren möglich)

66. **Die richtige Antwort lautet (A):** Neutralisationsreaktion. Sie zeichnet sich als Spezialfall einer Säure/Base-Reaktion dadurch aus, dass Hydroxid-Ionen (OH^-) mit Hydronium-Ionen (H_3O^+) zu Wasser reagieren. Bei gleichen eingesetzten Stoffmengen wird somit der Neutralpunkt von pH = 7 erreicht. Eliminierungsreaktionen beinhalten hingegen den Verlust kleinerer Moleküle aus größeren Molekülen, und Fällungsreaktionen beschreiben meist den Niederschlag eines Feststoffes aus einer Lösung. Komproportionierungen sind Redoxreaktionen, bei denen mehrere Edukte ein Element in unterschiedlicher Oxidationszahl enthalten, während die Produkte das Element in der gleichen (mittleren) Oxidationszahl enthält. Isomerisierungen beschreiben hingegen die Änderung der Verknüpfung (Konnektivität) oder räumlichen Ausrichtung von Atomen in Molekülen unter Erhalt der Summenformel.

Niveau: leicht

67. **Lösung (E)**. Man unterscheidet zwischen einem geschlossenen und einem offenen Puffersystem. Die Lunge ist eine offenes Puffersystem und steht im Austausch mit der Umgebung. Es ist in der Lage durch Abgabe einer Komponente an die Umgebung den entsprechenden pH-Wert aufrecht zu erhalten, z. B. durch Abatmen von CO_2.

Niveau: mittel

68. **Die richtige Antwort lautet (A)**. Kohlenhydrate oder auch Saccharide, die sich gemäß der Summenformel $C_n(H_2O)_n$ zusammensetzen, können als Mono-, Di- oder Polysaccharide vorliegen. Einige der wichtigsten Kohlenhydrate sind dabei Monosaccharide, wie die in der DNA vorkommende Desoxyribose oder die in der RNA vorkommende Ribose. Bei Fructose und Arabinose handelt es sich ebenfalls um Einfachzucker, während sich Saccharose als Disaccharid aus den Monosacchariden Glucose und Fructose zusammensetzt.

Niveau: leicht

69. **Lösung (C)**. Es gilt das zweite Newtonsche Gesetz $F = m \cdot a = 150 \text{ kg} \cdot 5 \frac{m}{s^2} = 750 \text{ N}$. Da die Kraft in Bewegungsrichtung wirkt, gibt es eine entgegengesetzte und gleichgroße Kraft, die Trägheitskraft (erstes Newtonsches Gesetz: actio = reactio).

Niveau: mittel

70. **Lösung (E).** Die Meiose vollzieht sich immer in zwei Teilungsschritten (1. und 2. meiotische Teilung oder auch Meiose I und II genannt).

In der Regel erfolgt nach beiden Teilungsschritten je eine Zellteilung, was zur Bildung von vier haploiden Tochterzellen führt. Da diese Zellteilungen mit den meiotischen Kernteilungen zusammenhängen, werden auch beide Vorgänge gemeinsam als Meiose bezeichnet.

Die Halbierung des Ploidiegrads (d.h. der Anzahl der Chromosomensätze) ist eine Voraussetzung für die geschlechtliche Fortpflanzung, da sich sonst die Chromosomenzahl mit jeder Generation verdoppeln würde. Bei der Meiose I werden homologe Chromosomen voneinander getrennt, weil hier das genetische Material noch doppelt vorliegt. Die 2. meiotische Teilung läuft ähnlich wie die Mitose ab, hier kommt es zur Trennung der beiden Schwesterchromatiden jedes Chromosoms.

Durch die zufällige Verteilung der Informationen auf die 4 Tochterzellen kommt es bei der Meiose stets zu einer Rekombination des genetischen Materials. Zudem kann es in der Meiose I zu einem Austausch väterlicher und mütterlicher Information auf den Chromosomen kommen (Crossing over).

Niveau: leicht

71. **Die richtige Antwort lautet (A).** Sauerstoff besitzt in Verbindungen in der Regel die Oxidationszahl -II, Wasserstoff +I. Benachbarte Kohlenstoffatome nehmen keinen Einfluss auf die Oxidationszahl. Ohne vorhandene Ladung muss die Bilanz der Oxidationszahlen stets ausgeglichen sein. Im Allgemeinen reicht die Varianz der Oxidationszahlen von Kohlenstoffatomen in organischen Verbindungen von -IV (in Methan) bis +IV (in Kohlenstoffdioxid). Beispiele für die verschiedenen Oxidationszahlen in diesem Bereich sind Methylreste (-III), sekundäre Alkane (-II), tertiäre Alkane (-I), sekundäre Alkohole (0), tertiäre Alkohole (+I), Ketone (+II) und Carbonsäuren (+III).

Niveau: mittel

72. **Lösung (E).** Für die Hubarbeit gilt $W = F \cdot s$, wobei als Kraft die Gewichtskraft eingesetzt werden muss und als Höhenunterschied $15\,\mathrm{m}$ vorliegt. $W = 240\,\mathrm{kg} \cdot 10\,\frac{\mathrm{m}}{\mathrm{s}^2} \cdot 15\,\mathrm{m} = 36\,\mathrm{kJ}$.

Niveau: mittel

73. **Lösung (D).** Darwins Evolutionstheorie stützt sich auf das Vorhandensein einer natürlichen Selektion, bzw. dem „survival of the fittest". Demnach überleben die am besten angepassten Individuen. Weil sie konkurrenzfähiger sind, können sie sich besser fortpflanzen und so ihre Merkmale an ihre Nachkommen vererben. Für die Evolution sind allerdings nur solche Merkmale wirksam, die vererbbar sind, also keine erworbenen Eigenschaften.

Wichtig dafür ist die genetische Variabilität, dass also zufällig neue Merkmale durch Rekombination und Mutation im Erbgut auftreten. Dadurch entstehen viele unterschiedliche Individuen. Da eine Überproduktion von Nachkommen vorherrscht, stehen diese immer in Konkurrenz zueinander – einem ständigen Wettbewerb um lebenswichtige Ressourcen, den der am besten Angepasste gewinnt. Auf lange Sicht gesehen hat die Selektion von Organismen, die besser angepasst sind, zur Entwicklung immer komplexerer Merkmale geführt (Höherentwicklung). So kamen große strukturelle Veränderungen zustande, z. B. wurden Einzeller zu Mehrzellern (Bauplan-Transformation).

Niveau: leicht

74. **Die korrekte Antwort lautet (C).** Die elektrochemische Spannungsreihe beschreibt die zunehmende Tendenz eines Redoxpaares, Elektronen aufzunehmen oder abzugeben. Nach der elektrochemischen Spannungsreihe ist Zink unedler, d. h. gibt Elektronen eher ab als Kupfer. Daher werden die Cu_2^+-Ionen in der Lösung an der Zinkelektrode zu elementarem Kupfer reduziert, während Zinkmetall unter Oxidation zu Zn_2^+-Ionen in Lösung geht. Das viel edlere Platin nimmt an diesem Redox-Vorgang nicht teil.

Niveau: mittel

75. **Die richtige Antwort lautet (B).** Mit einem Volumen $V(H_2SO_4) = 0{,}1\,l$ und der Konzentration $c(H_2SO_4) = 0{,}25\,\frac{mol}{l}$ an Schwefelsäure sowie $V(AgNO_3) = 0{,}4\,l$ und $c(AgNO_3) = 0{,}05\,\frac{mol}{l}$ bei der Silbernitrat-Lösung ergibt sich für die jeweilige Stoffmenge n:

$$n = c \cdot V$$

$$n(H_2SO_4) = 0{,}025\,mol = n(SO_4^{2-})$$

$$n(AgNO_3) = 0{,}02\,mol = n(Ag^+)$$

Es wird quantitativ Ag_2SO_4 ausgefällt, wobei nur ein Sulfat-Ion pro zwei Silber-Ionen verbraucht wird, d. h. $0{,}01\,mol$ SO_4^{2-}-Ionen und $0{,}02\,mol$ Ag^+-Ionen. Damit verbleiben $0{,}015\,mol$ Sulfat-Ionen in Lösung.

Anmerkung: Das Löslichkeitsprodukt von Silbersulfat ist so gering, dass von einer quantitativen Fällung ausgegangen werden kann und etwaige Löslichkeits-Gleichgewichte nicht berücksichtigt werden müssen.

Niveau: schwer

76. **Lösung (E).** Der genetische Code gilt für fast alle Lebewesen und besteht grundsätzlich aus Tripletts, d. h. je drei Basenpaare kodieren für eine Aminosäure. Aus den vier existenten Nukleotiden ergeben sich $4^3 = 64$ Möglichkeiten zur Kodierung. Da es nur 21 verschiedene Aminosäuren gibt, stehen mehrere Kodierungen für die gleiche Aminosäure, man spricht von einem degenerierten Code. Es gibt mehrere Stopcodons (UAA, UAG und UGA), jedoch nur ein Startcodon (AUG), welches für die Aminosäure Methionin kodiert.

Niveau: mittel

77. **Lösung (C).** Im Rahmen der biologischen Evolution entstanden zunächst Algen, deren Photosynthese die nötige Sauerstoffkonzentration in der Atmosphäre schuf. Daraufhin konnten sich nacheinander erste wirbellose Organismen, Fische, Dinosaurier und zuletzt Säugetiere entwickeln.

Niveau: leicht

78. **Lösung (C).** Die Polymerasekettenreaktion (PCR) ist seit 1985 eines der wichtigsten Verfahren im Bereich der Genanalyse. Vor Einführung dieser Methode war keine Vervielfältigung und damit auch keine richtige Arbeit mit DNA möglich. Für die PCR muss eine DNA-Sequenz vorliegen, von der zumindest Anfang und Ende bekannt sind, damit passende Primer synthetisiert werden können. Benötigt werden daneben noch Nukleosidtriphosphate und eine hitzestabile DNA-Polymerase, die aus Bakterien gewonnen wird. Zunächst wird die DNA auf $90\,°C$ erhitzt, damit es zu einer Entspiralisierung durch Denaturierung kommt. Anschließend wird der Mix auf $40 - 60\,°C$ abgekühlt, wobei sich die Primer an die DNA anlagern können (sog. Annealing). Anschließend repliziert die DNA-Polymerase bei $72\,°C$ die DNA-Stränge, genau wie bei der physiologischen DNA-Replikation. Mit der Wiedererhitzung auf $90\,°C$ kann der Zyklus wiederholt werden.

Niveau: mittel

79. **Lösung (B).** Hier rechnet es sich mit dem Gegenereignis wesentlich einfacher.

Das Gegenereignis lautet B: „Es wurde kein König gezogen". $\mathrm{p(B)} = \dfrac{28}{32} \cdot \dfrac{27}{31} \approx 0,762$.

Die Wahrscheinlichkeit, dass mindestens ein König gezogen wurde, ist also:

$$1 - \mathrm{p(B)} = 1 - 0,762 = 23,8\,\%$$

Niveau: mittel

80. **Die richtige Antwort lautet (C).** Zwischen Konzentration, Stoffmenge und Volumen besteht folgender Zusammenhang: $\mathrm{n} = \mathrm{c} \cdot \mathrm{V}$. Unter Verwendung dieser Gleichung lässt sich die Stoffmenge an Salzsäure und damit an Protonen per Multiplikation der Konzentration mit dem Volumen ermitteln. Da die Stoffmenge konstant ist, lassen sich die beiden Produkte aus Konzentration und Volumen vor und nach der Verdünnung gleichsetzen:

$$\mathrm{n_{vor}} = \mathrm{n_{nach}} = \mathrm{c_{vor}} \cdot \mathrm{V_{vor}} = \mathrm{c_{nach}} \cdot \mathrm{V_{nach}}$$

Umstellen der Gleichung nach $\mathrm{c_{nach}}$ und Einsetzen der Werte liefert das Ergebnis:

$$\mathrm{c_{nach}} = \frac{\mathrm{c_{vor}} \cdot \mathrm{V_{vor}}}{\mathrm{V_{nach}}} = 0,1\,\frac{\mathrm{mol}}{\mathrm{l}} \cdot \frac{0,05\,\mathrm{l}}{0,5\,\mathrm{l}} = 0,01\,\frac{\mathrm{mol}}{\mathrm{l}}$$

Als Voraussetzung für diese Rechnung ist die vollständige Dissoziation der Säure zu sehen, welche bei Salzsäure als starke Säure angenommen wird.

Niveau: leicht

8.2 ZWEITE SIMULATION

1. **Lösung (A).** Die Vorsilbe „deka" steht im Griechischen für Zehn (daher Zehnersystem). Richtig ist daher 10^1.

   Niveau: leicht

2. **Lösung (A).** Das Schalenmodell gibt Auskunft über die Lagen der erlaubten Energiezustände und damit auch über die Übergänge zwischen den Niveaus. Diese können spektroskopisch mittels Absorptions- und Emissionslinien im Lichtspektrum gemessen werden. Je mehr Energie zur Verfügung steht, umso weiter kann sich das Elektron vom Atomkern entfernen, es sind also Atomdurchmesser erklärbar. Die Periodizität wird mit dem Schalenmodell erklärt. Ist die Schale vollständig gefüllt, so sind die Elemente chemisch inert (Edelgase). Ist die Schale fast voll, so besitzen die Elemente alle eine hohe Elektronenaffinität und damit auch Elektronennegativität (vgl. Chalkogene und Halogene). Bei wenig besetzten Schalen wird durch Abgabe von Elektronen die Edelgaskonfiguration mit einer vollständigen Hauptschale leichter erreicht. Die betroffenen Elemente sind wenig elektronegativ (vgl. Alkalimetalle und Erdalkalimetalle). Das Schalenmodell kann jedoch keine Geometrien erklären, da die Schalen in jede Raumrichtung gleich sind, Molekülstrukturen jedoch feste Winkel aufweisen. Diese werden mit dem Atomorbital/Molekülorbitalmodell erklärt.

   Niveau: mittel

3. **Lösung (D).** Durch zufällige Ereignisse, wie z.B. einem Vulkanausbruch, werden sowohl gut als auch schlecht angepasste Individuen einer Population ausgelöscht. Besonders bei kleinen Populationen verändert sich dabei die Allelfrequenz stark. Anschließend können sich vorher unterrepräsentierte Merkmale durchsetzen (Gründereffekt). So können beispielsweise neue Lebensräume erobert werden und neue Arten entstehen. Diesen Evolutionsfaktor nennt man Gendrift.

   Niveau: mittel

4. **Die richtige Antwort lautet (D).** Die Reihenfolge der Ordnungszahlen der oben genannten Elemente lautet:

   $$1 \text{ (H)} < 3 \text{ (Li)} < 6 \text{ (C)} < 9 \text{ (F)} < 11 \text{ (Na)} < 13 \text{ (Al)} < 15 \text{ (P)} < 26 \text{ (Fe)}$$

   Die Ordnungszahl gibt an, wie viele Protonen ein Element besitzt und wird daher auch Protonenzahl genannt. Ist das Atom neutral, entspricht die Ordnungszahl ebenfalls der Anzahl an Elektronen.

   Niveau: mittel

5. **Lösung (A).** Für die Hangabtriebskraft gilt $H = G \cdot \sin \alpha$. Dies lässt sich durch Ergänzung der Skizze ergründen.

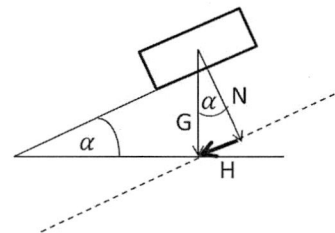

Aus geometrischen Gründen gilt $\sin \alpha = \frac{H}{G}$ (das durch die drei Kräfte eingeschlossene Dreieck ist rechtwinklig), da $\sin \alpha = \frac{\text{Gegenkathete}}{\text{Hypothenuse}}$ ist.

Niveau: schwer

6. **Lösung (E).** Lysosomen sind die Verdauungsapparate der Zelle. Gefüllt mit hydrolytischen Enzymen sind sie in der Lage, Makromoleküle abzubauen. Sie entstehen durch Abschnürung aus dem Golgi-Apparat.

Niveau: leicht

7. **Die richtige Antwort lautet (B).** Die Gleichgewichtskonstante $K = \frac{k_{hin}}{k_{rück}}$ ändert sich, da aufgrund der Wärmezufuhr k_{hin} (Geschwindigkeitskonstante für die Hinreaktion) abnimmt und gleichzeitig $k_{rück}$ (Geschwindigkeitskonstante für die Rückreaktion) zunimmt. Damit wird K kleiner und das Gleichgewicht verschiebt sich zugunsten der Edukte.

Niveau: schwer

8. **Lösung (C).** Leistung ist die auf eine Zeitspanne bezogene Arbeit. Für die anderen Beziehungen gilt:

Energie und Arbeit = Kraft · Masse

Kraft = Masse · Beschleunigung

$$\text{Druck} = \frac{\text{Kraft}}{\text{Fläche}}$$

Niveau: leicht

9. **Die richtige Antwort lautet (E).** $N_2 + 3H_2 \rightleftharpoons 2NH_3$

Zuerst muss die Reaktionsgleichung richtig ausgeglichen werden, damit das Massenwirkungsgesetz aufgestellt werden kann. Die Konzentrationen der Produkte (rechte Seite) werden im Zähler multipliziert, die der Ausgangsstoffe im Nenner. Die Molanzahl muss im Exponenten stehen, da die Konzentrationen miteinander multipliziert werden, nicht addiert.

Niveau: schwer

10. **Lösung (A)**. Hier müssen die Potenzgesetze angewendet werden.

Rechnung: $4^2 \cdot \left(\sqrt{16}\right)^4 \cdot 2^8 = 2^4 \cdot 2^8 \cdot 2^8 = 2^{20}$

Niveau: mittel

11. **Lösung (C)**. Die Masse nimmt von oben nach unten und von links nach rechts zu. Der Atomradius nimmt von oben nach unten zu, von links nach rechts ab. Der Metallcharakter nimmt von oben nach unten zu, von links nach rechts ab. Edelgase sind inert und finden sich in der 8. Hauptgruppe.

Niveau: mittel

12. **Die richtige Antwort lautet (C)**. Die Elektronegativität ist ein Maß für die Fähigkeit, Elektronen in einer chemischen Bindung an sich zu ziehen. Die Bestimmung eines Wertes für dieses Maß kann aufgrund der recht offenen Definition auf mehrere Arten erfolgen. Die von Pauling vorgeschlagene Methode bezieht sich auf die Elektronegativitätsdifferenz zweier Atome und setzt dabei die Kenntnis der Dissoziationsenergien der Verbindungen A2, B2 und A-B voraus, welche für diesen Zweck experimentell bestimmt werden müssen. Da die Werte aus der Differenz der Elektronegativitäten bestimmt werden, muss ein Element als Referenz dienen. Zu diesem Zweck wurde der Wert für die Elektronegativität von Fluor auf 4, später auf $3{,}98$ festgelegt, da Fluor die höchste Elektronegativität aller Elemente besitzt.

Niveau: mittel - schwer

13. **Die richtige Antwort lautet (B)**. Ein Polymer ist eine Verbindung, die aus sehr vielen Monomeren, also Einzelbausteinen, die sich wiederholen, besteht. Polymerisationsreaktionen im Allgemeinen sind keine Redox-Reaktionen, und bei Redox-Reaktionen entstehen keine Polymere. Die beiden Begriffe haben wenig miteinander zu tun.

(A) und (D) $\rightarrow$ Ob ein primärer, sekundärer oder tertiärer Alkohol entsteht, hängt von der Umgebung des Kohlenstoffatoms ab, welches oxidiert wird.

(C) $\rightarrow$ Beispielsweise bei einem sekundären Alkohol hat der Kohlenstoff, an dem die OH Gruppe hängt, die Oxidationszahl 0.

(E) $\rightarrow$ Oxidiert man ein Alkan zu einem primären Alkohol und weiter zu einem Aldehyd, kann aus diesem eine Carbonsäure entstehen.

Niveau: schwer

14. **Lösung (B)**. Vesikel sind Transporteinheiten der Zelle. Sie können Lipide und Proteine in die Zelle ein- und aus ihr herausschleusen sowie diese Produkte von einem Zellorganell zum nächsten bringen. Dafür sind sie nicht fest in einer Membran verankert, sondern besitzen eine eigene Membran und sind frei beweglich.

Niveau: leicht

15. **Die richtige Antwort lautet (B).** Es liegt zunächst das Schalenmodell des Atoms zugrunde, wonach energetisch niedrigere Schalen zuerst aufgefüllt werden, dargestellt durch die Hauptquantenzahl n. D.h. das 1s-Niveau wird vor dem 2s-Niveau mit Elektronen besetzt. Die Nebenquantenzahl l beschreibt die Unterschalen der Orbitale innerhalb einer Schale, dargestellt durch die Buchstaben s, p, d, etc. Im Allgemeinen wird auch hier zunächst die niedrigste Unterschale besetzt, also s vor p vor d. Im s-Niveau können sich maximal 2 Elektronen unterschiedlichen Spins, im p-Niveau insgesamt 6 und im d-Niveau bis zu 10 Elektronen befinden. Von diesen Regeln abweichende Elektronenkonfigurationen sind energiereicher und stellen keinen elementaren Grundzustand wie bei (B), sondern einen angeregten Zustand dar.

Niveau: mittel

16. **Die falsche Aussage ist (D).** Die (erste) Ionisierungsenergie beschreibt diejenige Energie, welche aufzuwenden ist, um ein Elektron aus dem neutralen Element-Atom zu entfernen und es zum positiv geladenen Kation zu ionisieren. Analog ist zum Entfernen weiterer Elektronen die zweite, dritte, ..., n-te Ionisierungsenergie nötig, deren Energiebetrag fortlaufend wächst, weil ein zunehmend positiv geladenes Kation die verbleibenden Elektronen immer stärker elektrostatisch an sich bindet.

Innerhalb einer Gruppe nimmt die erste Ionisierungsenergie hingegen mit steigender Ordnungszahl ab, da die äußersten Elektronen innerhalb der wachsenden Anzahl an Schalen immer schwächer vom Kern angezogen und daher leichter von jenem entfernt werden können.

Niveau: mittel - schwer

17. **Die richtige Antwort lautet (D).** Die Gruppe der Alkalimetalle, welche alle Elemente der ersten Hauptgruppe bis auf Wasserstoff einschließt, zeichnet sich durch eine geringe 1. Ionisierungsenergie, aber eine relativ hohe 2. Ionisierungsenergie aus. Diese bezeichnen jeweils den Energiebetrag, der nötig ist, um ein Elektron (das 1. bzw. das 2.) vollständig aus dem Atom zu entfernen. Das lässt sich durch die resultierende Abgeschlossenheit der Schale durch das Entfernen eines Elektrons begründen. Diese Elektronenkonfigurationen mit abgeschlossener äußerer Schale, welche jeweils den Edelgasen zuzuordnen sind, werden stets von allen Elementen angestrebt. Für das Erreichen einer solchen Konfiguration müssen die Erdalkalimetalle, die Elemente der 2. Hauptgruppe, dabei 2 Elektronen abgeben, was sich auch in ihren relativ niedrigen 1. und 2. Ionisierungsenergien niederschlägt.

Niveau: mittel

18. **Lösung (C).** $25000\,\mathrm{IE}$ werden auf eine $50\,\mathrm{ml}$ Perfusorspritze aufgezogen, d.h.:

$$\frac{25000}{50}\,\tfrac{\mathrm{IE}}{\mathrm{ml}} = 500\,\tfrac{\mathrm{IE}}{\mathrm{ml}}\,.\ \text{Es werden}\ 2,5\,\tfrac{\mathrm{ml}}{\mathrm{h}}\ \text{2,5ml/h infundiert.}\ 2,5\,\tfrac{\mathrm{ml}}{\mathrm{h}} \cdot 500\,\tfrac{\mathrm{IE}}{\mathrm{ml}} = 1250\,\tfrac{\mathrm{IE}}{\mathrm{ml}}$$

Niveau: mittel

19. **Lösung (B).** Die Bildung eines Aktionspotentials erfolgt über die Öffnung von Natriumkanälen bei Eintreffen eines Reizes. Das Einströmen von Ionen hat eine Depolarisation der Zelle zur Folge. Erst bei Erreichen eines bestimmten Schwellenwertes wird ein Aktionspotential ausgelöst, d. h. unterschwellige Reize haben kein Aktionspotential zur Folge. Entsteht ein Aktionspotential, so wird es über das Axon der Nervenzelle weitergeleitet. Im Anschluss kommt es zum Einstrom von Kaliumionen, der sogenannten Repolarisation, und die Zelle ist bereit für einen neuen Reiz.

Niveau: leicht

20. **Lösung (A).** Wenn ein Schüler $12\,\mathrm{h}$ benötigt, brauchen drei Schüler $36\,\mathrm{h}$. Lernen sie zusammen, sparen sie sechs Stunden ein, benötigen also zusammen $30\,\mathrm{h}$. Jeder Schüler benötigt demnach noch $10\,\mathrm{h}$ und spart damit $2\,\mathrm{h}$ ein.

Niveau: leicht

21. **Lösung (A).** Es gilt der Zusammenhang $v = a \cdot t$, das heißt das Flugzeug muss zehn Sekunden beschleunigen, bevor es seine Startgeschwindigkeit und damit das Ende der Landebahn erreicht. Weiter gilt der Zusammenhang $s = \frac{1}{2} \cdot a \cdot t^2 = 0,5 \cdot 8\,\frac{\mathrm{m}}{\mathrm{s}^2} \cdot (10\,\mathrm{s})^2 = 400\,\mathrm{m}$. Die Landebahn muss also mindestens $400\,\mathrm{m}$ lang sein.

Niveau: mittel

22. **Die richtige Antwort lautet (B).** Die Halbwertszeit gibt an, nach welcher Zeit die Hälfte aller ursprünglich vorhanden Kerne zerfallen sind. Sie ist bei radioaktiven Zerfällen unabhängig von der Anzahl der Kerne, was es erlaubt für jede weitere vergangene Halbwertszeit den zuvor erhaltenen Wert zu halbieren. Bei $93,75\,\%$ zerfallenen Kernen sind lediglich $6,25\,\%$ der Kerne noch vorhanden, was exakt dem Wert nach 4 Halbwertszeiten entspricht ($0,5^4 = 0,0625$). Da eine Halbwertszeit $12,32$ Jahre beträgt, wird dieser Wert nach $4 \cdot 12,32 = 49,28$ Jahren erreicht.

Niveau: schwer

23. **Lösung (A).** Die Schallgeschwindigkeit beträgt $343\,\frac{\mathrm{m}}{\mathrm{s}}$. Da der Donner nach fünf Sekunden zu hören ist, ist das Gewitter $5\,\mathrm{s} \cdot 343\,\frac{\mathrm{m}}{\mathrm{s}} \approx 1700\,\mathrm{m}$ entfernt.

Niveau: schwer

24. **Lösung (C).** Bei festen Stoffen bewirkt die Druckerhöhung die geringste Temperaturänderung, da die Teilchen fix in dem Gitter sind. Bei Wasser sind die Teilchen schon beweglicher, aber wie fast alle flüssigen Stoffe, ist Wasser inkompressibel. Am stärksten macht sich die Druckerhöhung bei einem Gas bemerkbar. Die Teilchendichte ist viel geringer als bei Feststoffen und Flüssigkeiten, das heißt eine Druckzunahme hat viel größere Auswirkungen auf die Teilchengeschwindigkeit und damit auf die Temperatur. H_2 ist unter den gegebenen Stoffen das einzige Gas und somit die richtige Antwort.

Niveau: mittel

25. **Lösung (E).** Uracil ist eine Base, die in der RNA anstelle von Thymin verwendet wird. Sie kommt nicht in DNA vor.

Niveau: leicht

26. **Lösung (D).** Die Logarithmusfunktion hat dort eine senkrechte Asymptote, wo sich das Vorzeichen des Arguments ändern würde. Da der Logarithmus nur für positive Argumente definiert ist, sind natürlich nur solche Werte für x im Definitionsbereich, für die das Argument positiv ist.

Rechnung: $\left(\dfrac{x-2}{5} \right) = 0 \longrightarrow x = 2$

Die Funktion hat an der Stelle $x = 2$ eine senkrechte Asymptote.

Niveau: schwer

27. **Lösung (A).** Elementarverbindungen wie H_2, N_2, O_2 haben eine Elektronegativitätsdifferenz von 0 und ihre Bindungen sind somit rein kovalent. $NaCl$ ist die einzige tatsächliche Ionenbindung, da hier Metall und Nichtmetall binden. Die Reihung dazwischen erfolgt nach Elektronegativitätsdifferenz. Da diese die restlichen drei Verbindungen Wasserstoff enthalten, wird nach der Elektronegativität des Partners gereiht. C hat eine geringere EN als Cl, jenes wiederum eine geringere als O.

Niveau: mittel

28. **Lösung (C).** Da die Spannung in beiden Teilen der Parallelschaltung gleich ist ($U = R \cdot I = \text{konstant}$), teilen sich die Ströme umgekehrt proportional zu den Widerständen auf. Es gilt also $I_2 = 2 \cdot I_1$.

Niveau: mittel

29. **Lösung (E)**

(A) → Wasserstoffbrücken (Dipol-Dipol)

(B) → EN Differenz > 1,7 ist ionisch

(C) → Pyramide (freies Elektronenpaar)

(D) → Beispiel Mesomeriestabilisierung, delokalisierte Elektronen

Niveau: leicht - mittel

30. **Lösung (D).** Unter Prokaryonten werden Lebewesen zusammengefasst, die keinen Zellkern besitzen. Sie zeichnen sich durch einen einfachen Aufbau, freie Erbinformation und zusätzliche DNA, verpackt in Plasmiden, aus. Zu ihnen zählen Bakterien und Archaeen.

Eukaryonten hingegen umfassen z. B. Tiere, Pflanzen und Pilze. Sie besitzen einen Zellkern, der ihr Erbgut enthält, sowie Mitochondrien. Beide Lebensformen enthalten Ribosomen, an denen die Translation stattfindet. In Prokaryonten findet man 70-S-Ribosomen, während Eukaryoten nur 80-S-Ribosomen enthalten.

Niveau: mittel

	Eukaryonten	Prokaryonten
Zellname	Euzyte	Protozyte
Beispiele	Menschen, Tiere, Pilze, Algen, Einzeller	Bakterien und Archaeen
Zellgröße (Ø)	10-50 µm	1-20 µm
Anteil nichtkodierender DNA	ca. 70-90% (niedrige Gendichte)	5-25% (hohe Gendichte)
Zellkern	vorhanden	nicht vorhanden
Ort des Erbguts	im Zellkern	freischwimmend im Cytoplasma
Speicherungsform des Erbguts	in mehreren Chromosomen	im Bakterienchromosom und den Plasmiden
Zellkompartiment	stark kompartiert	schwach kompartiert
Ribosomen	80 S-Ribosomen	70 S-Ribosomen
Zellwand	Pflanzenzellen (+), Tierzellen (-)	vorhanden
Mögliche Organellen	Chloroplasten, Endoplasmatisches Retikulum, Golgi-Apparat, Leukoplasten, Lysosomen, Mitochondrien, Peroxisomen, Ribosomen, Vesikel, Zellkern	Chlorosom, Flagellum, Magnetosom, Nucleoid, Plasmid, Ribosomen, Thylakoid
Fortbewegungsorgane	Geißel	Flagellum

Tabelle 15: Unterschiede zwischen Eu- und Prokaryonten

31. **Lösung (D).** Die Stromstärke ist eine SI-Basisgröße. Ihre Einheit ist Ampere.

Niveau: leicht

32. **Korrekt ist Antwort (A).** Im Doppelstrang der DNA oder RNA treten zwischen zwei gegenüberliegenden, zueinander komplementären Nukleobasen Wasserstoffbrückenbindungen auf, die maßgeblich zu Ausbildung und Erhalt der Struktur beitragen. In metallorganischen Komplexen spielen Wasserstoffbrücken keine nennenswerte Rolle, ebenso wenig wie innerhalb des hydrophoben Kerns der Lipiddop-

pelschicht. Bei Polyethylen treten keinerlei Wasserstoffbrückenbindungen auf und auch Petrolether, ein Gemisch kurzkettiger Kohlenwasserstoffe, ist vollkommen unpolar.

Niveau: mittel

33. **Lösung (B)**. Rechnung: $\dfrac{40000 \text{ km}}{343 \frac{m}{s}} \approx 116000 \text{ s} \approx 1933 \text{ min} \approx 32,2 \text{ h} \approx 1,33 \text{ d}$

Niveau: schwer

34. **Richtig ist Antwort (D)**. Ein Ester zeichnet sich durch die Verknüpfung $-COOR$ aus, wie in diesem Fall als Ethylester (rechtes Ende). Weiterhin kann die Verbindung als Metyhlether (linkes Ende) und Alken (mittlere Kette) aufgefasst werden; nicht jedoch als Keton ($-COR$), Aldehyd ($-CHO$), Alkin ($-CCR$) oder Alkohol ($-OH$).

Niveau: mittel

35. **Lösung (E)**. Die Mitose beginnt mit der Prophase. Die Zelle hat zu diesem Zeitpunkt durch die DNA-Replikation zwei Chromosomen pro Satz mit je zwei Chromatiden (2n2C). In dieser Phase wird der Spindelapparat aufgebaut, die Zelle wird polarisiert, die DNA spiralisiert sich und der Nukleolus löst sich auf. In der Metaphase löst sich die Hülle des Kerns auf, die Chromosomen werden maximal verkürzt und durch Spindelfasern in der Äquatorialebene gehalten. Es kann nun die Anaphase folgen, in der jeweils die Schwesterchromatiden getrennt werden und von den Spindelfasern an entgegengesetzte Zellpole befördert werden. Während der Telophase bilden sich neue Zellkerne. Parallel teilt sich die Zelle (Zytokinese) und es werden alle Organellen gleichmäßig auf die beiden Tochterzellen verteilt. Die Tochterzellen weisen je zwei Chromosomen pro Satz mit nur einem Chromatid auf.

Niveau: schwer

36. **Lösung (A)**. Cholesterin beeinflusst die Fließfähigkeit (Fluidität) einer Membran. Fluidität ist für die Zellmembran wichtig, da sie kein starres Konstrukt ist, sondern Proteine sich horizontal frei bewegen.

Niveau: mittel

37. **Die richtige Antwort lautet (E)**. Für die Darstellung eines Moleküls gibt es viele verschiedene Möglichkeiten. Während in der Summenformel die Anzahl der jeweils vorkommenden Atome wiedergegeben wird, handelt es sich bei der Verhältnisformel um eine gekürzte Form der Summenformel. In einigen Fällen stimmen beide Formeln überein, bei vielen Molekülen jedoch ergeben sich signifikante Unterschiede. Für Essigsäure beispielsweise lautet die Summenformel $C_2H_4O_2$, die Verhältnisformel CH_2O. Deutlich mehr Informationen über die Beschaffenheit des Moleküls liefert eine Strukturformel. Es existieren verschiedene Strukturformeln, die als Gemeinsamkeit die Information über die Art der Bindung beinhalten. Zwischen den Atomen sind dabei Striche gezeichnet, wobei jeder Strich für ein Elektronenpaar, also zwei Elektronen steht.

Niveau: leicht

38. **Lösung (B).** Mutationen können nach den Ebenen Genom – Chromosom – Gen unterschieden werden. Zu den Genommutationen, auch zahlenmäßige Chromosomenstörungen genannt, gehören alle Veränderungen der Gesamtzahl an Chromosomen. Es handelt sich hierbei um den häufigsten Mutationstypen, der meist Folge eines Fehlers während Meiose oder Mitose ist. Es kann entweder der gesamte Chromosomensatz vervielfacht vorliegen (Polyploidie) oder einzelne Chromosomen. Zu letzterem gehört auch die Trisomie 21 (Down-Syndrom), bei der das Chromosom 21 in dreifacher Ausführung vorliegt. Mutationen auf Chromosomenebene bedeuten strukturelle Veränderungen an Chromosomen, z. B. durch Chromosomenbruch und anschließendem Rearrangement. Es kann zu Deletion oder Translokation von Chromosomenteilen kommen. Für Genmutationen gibt es viele unterschiedliche Mechanismen. Beispiele sind Punktmutationen, die ein einziges Basenpaar betreffen. Dieses kann ausgetauscht, zusätzlich eingeschoben oder verloren sein. Unter Frameshift-Mutationen werden alle Verluste oder Zusätze von Basenpaaren gefasst, die kein Vielfaches von Drei sind. Gemäß der genetischen Kodierung, nach der immer drei Nukleotide für eine Aminosäure kodieren, verändert sich durch solche Mutationen der gesamte Leserahmen.

Niveau: schwer

39. **Lösung (E).** Eine Skizze hilft bei der Beantwortung der Frage.

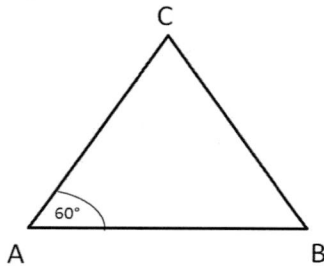

Bei einem gleichseitigen Dreieck sind die Innenwinkel jeweils 60 Grad groß (Winkelsumme im Dreieck = 180 Grad!). Die Summe aus Außenwinkel und Innenwinkel ergibt für jeden der drei Winkel 360 Grad, jeder Außenwinkel hat also 300 Grad. Die Summe der Außenwinkel beträgt demnach 900 Grad.

Niveau: mittel

40. **Lösung (E).** In einem Kernreaktor wird die Reaktionsrate konstant gehalten (Kritikalität), mit dem Ziel, dass möglichst ein frei gewordenes Neutron eine weitere Spaltung auslöst. Dadurch entsteht eine kontrollierte Kettenreaktion.

Niveau: mittel

41. **Lösung (D).** Viren besitzen die Fähigkeit der Replikation und Evolution, sind jedoch auf einen Wirt angewiesen. Da Viren das Zytoplasma, Ribosomen wie auch Mitochondrien fehlen, sind sie nicht in der Lage einen eigenen Stoffwechsel zu betreiben. Das HI-Virus (HIV) ist ein RNA-Virus, das sein Genom durch die reverse Transkriptase in DNA umwandelt und durch eine Integrase in die menschliche DNA zum Zwecke der Replikation einbaut. Antibiotika hemmen das Wachstum von Bakterien oder töten die-

se ab, indem Antibiotika Strukturen der Bakterien, wie zum Beispiel die Zellwand, angreifen. Da Viren keinen eigenen Stoffwechsel und auch keine Zellwand besitzen, sind Antibiotika nutzlos. In manchen Fällen werden bei einer viralen Grunderkrankung, z. B. beim grippalen Infekt, Antibiotika verschrieben, wenn sich der viralen Infektion eine bakterielle aufgelagert hat (Superinfektion). Das Ziel der Behandlung richtet sich jedoch auch dann gegen die Bakterien. Bakterien sind mit dem Lichtmikroskop sichtbar und im µm Bereich anzusiedeln. Viren sind ca. 100mal kleiner und haben eine Größe von 10 bis ca. 440 nm.

Niveau: mittel

42. **Die richtige Antwort lautet (E).** Nach dem Säure-Base-Konzept von Brönsted handelt es sich bei Säuren um Protonendonoren und bei Basen entsprechend um Protonenakzeptoren. Beim Betrachten einer Säure-Base-Reaktion werden je eine Säure und die deprotonierte Form davon als ein konjugiertes oder korrespondierendes Säure-Base-Paar betrachtet. Ebenso verhält es sich mit einer Base und der entsprechenden protonierten Form. Fungiert Wasser demnach in einer chemischen Reaktion als Säure, so ist die konjugierte Base dabei die deprotonierte Form OH^-. Die Reaktion von Wasser sowohl als Säure als auch als Base ist dabei keine Seltenheit. Selbst reines Wasser reagiert zu einem geringen Teil mit sich selbst und nimmt dabei beide Rollen ein. Man spricht dabei von der Autoprotolyse des Wassers.

Niveau: leicht

43. **Die richtige Antwort lautet (C).** Die Ordnung eines Alkohols gibt an, wie viele Hydroxylgruppen dieser besitzt. Die Angaben primär, sekundär und tertiär geben dagegen an, an wie viele weitere Kohlenstoffatome das, welches die betreffende Hydroxylgruppe trägt, angrenzt. Diese Eigenschaft bezieht sich damit nur auf die funktionelle Gruppe im Gegensatz zur Ordnung, welche eine Eigenschaft des Moleküls ist.

Niveau: mittel

44. **Lösung (B).** Nicht eine Deletion, sondern eine Genduplikation, also eine Verdoppelung eines bestimmten Abschnitts eines Chromosoms, kann durch die Eingliederung eines auseinandergebrochenen Teilstücks in die Schwesterchromatide entstehen. Die Ursache dafür kann in ungleichem Crossing over entweder zwischen homologen Chromosomen oder zwischen Schwesterchromatiden begründet sein.

Chromosomenmutationen können z. B. bei einer Trisomie 21 bereits im Lichtmikroskop erkannt werden.

Niveau: schwer

45. **Lösung (A).** Der erste Hauptsatz besagt, dass in einem geschlossenen System bei einem Übergang vom Zustand 1 zum Zustand 2 die Änderung der inneren Energie U der Summe aus den Änderungen der Wärme und der Arbeit entspricht. Es gilt also: $\Delta U = \Delta Q + \Delta W$

Niveau: schwer

46. **Lösung (D).** Die Raumdiagonale lässt sich durch zweimalige Anwendung des Satzes von Pythagoras bestimmen.

Diagonale Grundfläche: $d^2 = a^2 + a^2 = 2a^2 \longrightarrow d = a \cdot \sqrt{2}$

Für Raumdiagonale also: $e^2 = a^2 + d^2 = a^2 + 2a^2 = 3a^2 \longrightarrow e = a\sqrt{3}$

Niveau: mittel

47. **Die richtige Antwort lautet (D).** Solange die Aromatizitäts-Kriterien nach Hückel erfüllt sind (vgl. Antworten (A), (B), (C), (E)) können auch Hetero-Atome, hier der Stickstoff, in aromatischen Systemen wie Pyridin vorkommen.

Niveau: mittel

48. **Lösung (C).** Da sich durch die Zugabe von Kochsalz die Wassermenge nicht ändert, gibt er einfach $\frac{1}{12}$ der Wassermenge in Kochsalz hinzu. Dies sind gerade $83{,}33\,ml$, also etwa $83\,ml$.

Niveau: mittel

49. **Bei (E) handelt es sich um keine korrekte Beschreibung der Sekundärstruktur von Proteinen.** Unter der Sekundärstruktur eines Proteins wird die räumliche Ausrichtung der zugrundeliegenden Aminosäurekette (Primärstruktur) verstanden. Übergeordnet ist die Tertiärstruktur, also die Sequenz von sekundären Strukturelementen. Mehrere tertiäre Protein-Untereinheiten können sich schließlich unter Ausbildung einer Quartärstruktur zusammenlagern.

Alpha-Helices sind schraubenartige, Beta-Faltblätter zickzackartige Orientierungen der Aminosäurekette, die durch Turns und Loops (auch: Schleifen) Windungen aufweisen können. Random Coil sind Bereiche, die keine speziell definierte Sekundärstruktur aufweisen. Ein Alpha-Falte ist hingegen kein gängiger Fachbegriff.

Niveau: mittel

50. **Lösung (D).** Die reduzierten Coenzyme NADH+H+ und FADH2 stammen aus den genannten Stoffwechselvorgängen und werden in der Atmungskette genutzt, um ATP zu generieren. Nur nach den Vorgängen der Atmungskette verbleiben die nicht reduzierten Coenzyme NAD+ und FAD.

Niveau: mittel

51. **Lösung (A).** $Ba(NO_3)_2$ hat eine molare Masse von $\left(137 + 2 \cdot 14 + 6 \cdot 16\right)\frac{g}{mol} = 261\frac{g}{mol}$.

Mithilfe der Formel $n = c \cdot V$ lässt sich der Wert für die benötigte Stoffmenge von $0{,}3\frac{mol}{l} \cdot 0{,}2\,l = 0{,}06\,mol$ ermitteln.

Aus den Werten für die molare Masse und der Stoffmenge ist die benötigte Masse an Bariumnitrat gemäß $n \cdot V = m$ zu bestimmen. $261 \frac{g}{mol} \cdot 0,06 \, mol = 15,66 \, g$.

Niveau: mittel

52. **Lösung (A).** Um die bei der Replikation der DNA häufig entstehenden Fehler zu korrigieren, gibt es eine ganze Reihe von Reparaturmechanismen. Die erste Instanz ist die DNA-Polymerase. Diese kann ihre selbst verursachten Fehler erkennen und sofort reparieren (sog. Korrekturlesen). Für alle verbliebenen Fehler kommen spezielle Exzisionsendonukleasen ins Spiel, die fehlerhaft verknüpfte Nukleotide direkt aus dem DNA-Strang herausschneiden und durch korrekte Nukleotide ersetzen oder sie reparieren.

Niveau: schwer

53. **Lösung (A).** Es gilt der Zusammenhang $v = a \cdot t$, $72 \frac{km}{h}$ entsprechen dabei $20 \frac{m}{s}$.

Es folgt $t = \frac{v}{a} = \frac{20 \frac{m}{s}}{2,5 \frac{m}{s^2}} = 8 \, s$.

Der Krankenwagen benötigt acht Sekunden, um eine Geschwindigkeit von $72 \frac{km}{h}$ zu erreichen.

Niveau: mittel

54. **Lösung (B).** Es handelt sich um eine isochore Zustandsänderung, da sich das Volumen nicht ändert.

Es gilt demnach: $\frac{p_1}{T_1} = \frac{p_2}{T_2} \longrightarrow T_2 = T_1 \frac{p_2}{p_1} = 30 \, ^\circ Celsius$.

Niveau: mittel

55. **Lösung (B).**

Niveau: leicht

56. **Lösung (D).** Es handelt sich offensichtlich um eine isochore Zustandsänderung, da sich das Volumen nicht ändert.

Es gilt demnach: $\frac{p_1}{T_1} = \frac{p_2}{T_2} \longrightarrow p_2 = p_1 \frac{T_2}{T_1} = 45 \, bar$.

Niveau: mittel

57. **Lösung (B).** Die tRNA (Transfer-RNA) fungiert als Übermittler zwischen RNA und Aminosäuren bei der Translation. Sie besteht aus den entsprechenden Anticodons zur mRNA, verläuft also antiparallel und hat komplementäre Basen. Zur Erinnerung: die Basenpaarung der RNA lautet Adenosin mit Uracil und

Guanin mit Cytosin. Dementsprechend wird aus der mRNA 5'-UGC-3' die tRNA 3'-ACG-5'. Das Basentriplett ACG kodiert für Threonin.

Niveau: schwer

58. **Lösung (D).** Ein Fass reicht $30\,\text{min}$, demnach reichen 750 Fässer $0,5\,\text{h} \cdot 750 = 375\,\text{h}$.

Das sind $\dfrac{375}{24} = 15{,}625\ \text{Tage}$.

Niveau: leicht

59. **Lösung (B).** Eine saltatorische Erregungsleitung findet an myelinisierten Axonen statt. Die Myelinscheiden bilden eine abschnittsweise elektrische Isolation, deren Unterbrechungen als Ranvier-Schnürringe bezeichnet werden. Die Isolation ermöglicht ein Weiterleiten des Aktionspotentials ohne Verluste, sodass das Potential ausreicht, um am nächsten Ranvier-Schnürring wieder eine Depolarisation zu erzeugen. Diese Bauweise steigert die Leitgeschwindigkeit myelinisierter Axone im Vergleich zu nicht myelinisierten Axonen, in denen eine kontinuierliche Erregungsleitung stattfindet.

Niveau: mittel

60. **Lösung (E).** Der Kehrwert der Brennweite f entspricht der Summe der Kehrwerte der Bildweite b und der Gegenstandsweite g.

Niveau: leicht

61. **Lösung (E).** Der Citratzyklus reguliert sich durch vielseitige Mechanismen, beruhend auf den eigenen Substraten und Metaboliten. Eine hohe Konzentration energiereicher Moleküle wie ATP und $NADH+H^+$ in der Zelle regulieren die Aktivität des Zyklus herunter. Andersherum zeigt eine hohe Konzentration an energiearmen Molekülen wie ADP ein Energiedefizit der Zelle und kurbelt den Zyklus an. Ein hohes Angebot an Ausgangssubstraten wie Acetyl-CoA beschleunigt somit den Citratzyklus. Die entstehenden Produkte, wie z. B. Citrat, hemmen in hoher Konzentration selbst die weiteren Reaktionswege.

Niveau: schwer

62. **Lösung (A).** Bei der doppelten Frequenz kann das Fadenpendel in der gleichen Zeit die doppelte Anzahl an Perioden absolvieren. Die Periodendauer halbiert sich also.

Niveau: mittel

63. **Lösung (A).** Der Druck berechnet sich durch $p = \dfrac{F}{A}$. In beiden Fällen ist $F = G = m \cdot g$ gleich. Die Fläche ist bei einem Rohr mit größerem Durchmesser jedoch größer, wodurch sich der Druck verkleinert.

$A = \pi r^2 = \pi \left(\dfrac{d}{2} \right)^2 = \pi \cdot \dfrac{d^2}{4}$. Im zweiten Fall ist $A = \pi \cdot \left(\dfrac{2d}{2} \right)^2 = \pi \cdot \dfrac{4d^2}{4} = \pi \cdot d^2$.

Da die Fläche sich vervierfacht, ist der Druck ¼-mal so groß.

Niveau: mittel

64. **Lösung (C)**. Die biologische Fitness ist ein Konzept der Selektionstheorie. Sie hat nichts zu tun mit der umgangssprachlichen körperlichen Fitness, mit der man im Alltag leistungsfähiger und belastbarer ist.

Die Fitness im biologischen Sinne definiert sich als Überlebens-, Konkurrenz- und Fortpflanzungsfähigkeit. Sie ist ein Maß der Angepasstheit, denn nur ein an seine Umgebung angepasstes Individuum findet beispielsweise genügend Nahrung um zu überleben, kann dadurch konkurrieren und sich fortpflanzen. Nach dem Prinzip „survival of the fittest" setzen sich Individuen mit der höchsten Fitness durch und geben ihr Erbgut weiter. Dabei spielt nicht unbedingt die Stärke eine Rolle, sondern die Angepasstheit aller Merkmale an Umweltfaktoren.

Eine erfolgreiche Anpassung spiegelt sich nicht in der Anzahl der Nachkommen wider, sondern wiederum in ihrer biologischen Fitness.

Niveau: mittel

65. **Lösung (B)**. Umstellen nach g liefert: $g = \dfrac{2s}{T^2}$ mit den Dimensionen $[s] = m, [T] = s^2$.

Es gilt also $[g] = \dfrac{m}{s^2}$. Der Ortsvektor ist auch als Erdbeschleunigung bekannt und hat daher dieselbe Einheit wie eine Beschleunigung.

Niveau: mittel

66. **Lösung (E)**. Adrenalin ist ein Stresshormon des vegetativen Nervensystems, das v.a. in der Nebenniere gebildet wird. Seine Regulation erfolgt nicht über Hypothalamus oder Hypophyse, sondern über den Sympathikus. Es wird in Alarmsituationen ausgeschüttet und sorgt für die nötige Aktionsbereitschaft von Skelett- und Herzmuskelzellen.

Niveau: mittel

67. **Lösung (C)**. Triploidie bezeichnet den Zustand, in dem ein Lebewesen drei (lat. tri = drei) komplette haploide Chromosomensätze besitzt (3n). Beim Menschen führt Triploidie zu schweren Behinderungen und bis auf wenige Ausnahmen zum vorzeitigen Tod.

Niveau: leicht

68. **Lösung (C).** Ein Karyogramm, d. h. die mikroskopische Darstellung von Chromosomen, erfolgt üblicherweise aus Lymphozyten oder Fibroblasten, die sich in der Metaphase befinden. In dieser Phase liegen die Chromosomen maximal verkürzt vor und liegen in der Äquatorialebene. Durch Zugabe eines Zellgiftes wird der Übergang in die nächste Phase verhindert und es kann die Darstellung erfolgen. Ein Karyogramm kann zur Erkennung genetischer Erkrankungen oder zur Geschlechtsbestimmung dienen.

Niveau: mittel

69. **Lösung (A).** Beim Abbau eines Moleküls Glucose entstehen 4 ATP und es werden 2 ATP verbraucht. Der reine Netto-Gewinn aus der Glykolyse beträgt also 2 ATP. Im aeroben Zustand schließt sich die Atmungskette in den Mitochondrien an, sodass insgesamt 32 ATP pro Glucosemolekül gewonnen werden.

Niveau: schwer

70. **Lösung (A).** Die Farben besitzen unterschiedliche Wellenlängen, weswegen die Farben unterschiedlich stark gestreut werden (blaues Licht wird stärker gestreut als rotes Licht). Da am Morgen und am Abend die Weglänge des Lichts durch die Atmosphäre länger ist, vermindert sich der Blauanteil durch die Lichtstreuung so stark, dass der Himmel rot erscheint.

Niveau: schwer

71. **Lösung (D).** Bei einem kodominanten Erbgang setzen sich beide Merkmale durch und prägen sich unabhängig voneinander phänotypisch aus. Im Gegensatz zum intermediären Erbgang, wo sich die Merkmale vermischen, kommen beim kodominanten Erbgang beide Merkmale gleichermaßen zur Ausprägung. Ein Beispiel hierfür ist die Vererbung von den Blutgruppenmerkmalen A und B. Menschen mit der Blutgruppe AB weisen gleichermaßen Oberflächenantigene vom Typ A wie vom Typ B auf ihren Blutkörperchen auf.

Niveau: mittel

72. **Lösung (D).** Neben der Hexokinase und der Pyruvatkinase ist die Phosphofructokinase das wichtigste regulierende Enzym der Glykolyse. Die Phosphofruktokinase katalysiert die Phosphorylierung von Fructose-6-Phosphat zu Fructose-1,6-Bisphosphonat. Es wird sowohl vom Energiebedarf der Zelle, als auch von übergeordneten Hormonen wie Insulin gesteuert.

Niveau: schwer

73. **Lösung (A).** Die Brechzahl ergibt sich aus dem Verhältnis der Lichtgeschwindigkeit im Vakuum zur Lichtgeschwindigkeit im anderen Medium.

Es gilt $n = \dfrac{c_v}{c_e} = \dfrac{3 \cdot 10^8 \frac{m}{s}}{2,6 \cdot 10^8 \frac{m}{s}} \approx 1,15$

Niveau: schwer

74. **Die richtige Antwort lautet (E).** Kohlensäure gehört zur chemischen Formel H_2CO_3 und zerfällt leicht zu Wasser und Kohlenstoffdioxid. Als Bestandteil in Mineralwasser wird sie von vielen Menschen täglich aufgenommen. Diese Ungefährlichkeit ist der klaren Einordnung als schwache Säure zu verdanken. Nach Brönsted sind Säuren Protonendonatoren, wobei Kohlensäure mit seinen 2 Hydroxylgruppen auch zwei Protonen abgeben kann und somit eine zweiprotonige Säure ist. Die Salze der Kohlensäure heißen Carbonate und kommen in vielen Mineralien in der Natur vor. Salze der einfach deprotonierten Kohlensäure heißen Hydrogencarbonate.

Niveau: leicht

75. **Lösung (E).** Laut der zweiten Mendel'schen Regel spalten sich die Merkmalsverhältnisse bei einem intermediären Erbgang in der F_2-Generation 1:2:1, wobei das Mischmerkmal rosa in zwei von vier Fällen auftritt. Zu verdeutlichen ist dies am Genotyp:

F_0-Generation: rr + ww

F_1-Generation: rw + rw + rw + rw

F_2-Generation: rr + rw + rw + ww

Niveau: mittel

76. **Die richtige Antwort lautet (C).** Für die Bestimmung von Oxidationszahlen wurden Regeln aufgestellt, die in der richtigen Reihenfolge angewendet eine eindeutige Zuordnung der Atome zur richtigen Oxidationszahl liefern. Diese Regeln resultieren aus den Elektronegativitätsdifferenzen der verschiedenen Atome, wobei die bindenden Elektronen formal dabei immer dem elektronegativeren Element zugeordnet werden. Die wichtigsten Regeln, welche auch am häufigsten Anwendung finden, lauten:

1. Jedes Atom hat im elementaren Zustand die Oxidationszahl 0.

2. Wasserstoff erhält in Verbindungen stets die Oxidationszahl +I.

3. Sauerstoff erhält in Verbindungen stets die Oxidationszahl –II.

4. Halogene erhalten in Verbindungen stets die Oxidationszahl –I.

Die Summe aller Oxidationszahlen, welche als Partialladungen zu sehen sind, muss in ungeladenen Molekülen jeweils 0 ergeben. Ist das Molekül bzw. Atom geladen, entspricht die Summe bzw. die Oxidationszahl des Moleküls bzw. Atoms der Ladung.

Niveau: leicht

77. **Lösung (C).** Polymorphismus bezeichnet das Vorhandensein verschiedener genetischer Varianten innerhalb einer Population. Sie sind der Grund, warum Individuen einer Population sich trotz ähnlicher genetischer Information voneinander unterscheiden, z. B. in Haarfarbe, Augenfarbe, etc.

Niveau: mittel

78. **Lösung (A).** In der G1-Phase liegt zunächst jedes Chromosom in Form von nur einer Chromatide vor und die Zelle wächst. In der sich anschließenden S-Phase wird die DNA dann repliziert und es entstehen je zwei Schwester-Chromatiden. In der G2-Phase werden nötige Proteine und RNA synthetisiert, bevor die Zelle in die M-Phase (Mitosephase) eintritt.

Überprüft wird die DNA an festgelegten Kontrollpunkten: vor dem Eintritt in die S-Phase und zwischen G2- und M-Phase. Fallen Fehler in der DNA auf, kann die Zelle nicht in die nächste Phase gelangen.

Der Eintritt der Zelle in die G0-Phase nach der G1-Phase bietet die Möglichkeit, sie in einen Ruhezustand ohne Zellteilung zu versetzen.

Niveau: mittel

79. **Die richtige Antwort lautet (A).** In einem galvanischen Element wird die Differenz im Redoxpotential zweier Metalle zur Umwandlung von chemischer in elektrische Energie ausgenutzt. Die verschiedenen Metalle sind dabei in der elektrochemischen Spannungsreihe nach ihrem Potential geordnet. Das Potential ist immer in Relation zur Normalwasserstoffelektrode angegeben. Edle Metalle wie Gold, Platin oder auch Silber haben dabei ein positives Potential, unedle wie Calcium oder Magnesium ein negatives. Das Metall mit dem größeren Potential folgt dem Bestreben, seine reduzierte Form als Reinmetall anzunehmen, während das Metall mit dem geringeren Potential oxidiert wird und in Lösung übergeht. Die Elektronen wandern dabei vom geringeren zum höheren chemischen Potential, also von der Anode, an der die Oxidation stattfindet, zur Kathode, an der die Reduktion stattfindet. Der Minuspol befindet sich an der Anode, der Pluspol an der Kathode. In einer Zelle aus Kupfer und Silber besitzen beide Metalle ein positives Potential, allerdings besitzt das von Silber einen deutlich höheren Wert. Damit wandern die Elektronen von der Kupfer- zur Silberelektrode. Es gilt für die Kupferelektrode: Oxidation der Kupferatome, Minuspol, Anode (Eselsbrücke: OMA). Für die Silberelektrode gilt dementsprechend: Reduktion der Silberionen aus der Lösung (Abscheidung des reinen Metalls), Pluspol, Kathode.

Niveau: leicht - mittel

80. **Die richtige Antwort lautet (A).** Die Ursache für die Dichteanomalie von Wasser sind die intermolekularen Wasserstoffbrückenbindungen, die bei angegebener Temperatur zu dichten Clustern führen. Sinkt die Temperatur weiter, wird für den Wandel der Clusterstrukturen in die im festen Zustand vorliegenden Kristallgitter mehr Volumen gebraucht. Der Bindungswinkel und die Bindungslänge zwischen den einzelnen Atomen bleiben während diesen Vorgängen konstant.

Niveau: schwer

8.3   DRITTE SIMULATION

1.   **Lösung (A).** Da die zu kreuzenden Erbsen homozygot für ihre Merkmale sind und die Merkmale sich klar dominant zueinander verhalten, werden alle Erbsen der F_1-Generation grün und zerfurcht sein. Zu verdeutlichen ist dies am Genotyp (G = grün, g = glatt, b = braun, Z = zerfurcht):

F_0-Generation: GGgg + bbZZ

F_1-Generation: GbgZ + GbgZ + GbgZ + GbgZ

Niveau: mittel

2.   **Lösung (D).** Die Vorsilbe „nano" steht für Milliardstel, also 10^{-9}.

Niveau: leicht

3.   **Lösung (C).** Die Translation findet an den Ribosomen statt und bildet einen wichtigen Teil der Genexpression. Nachdem während der Transkription die DNA übersetzt wurde in mRNA (messenger-RNA), kann diese den Zellkern verlassen und in der Translation für die Proteinbiosynthese genutzt werden. Weitere wichtige RNA-Typen sind tRNA (transfer-RNA), die während der Translation die benötigten Aminosäuren bereitstellt, und rRNA (ribosomale-RNA), die Baubestandteil der Ribosomen ist.

Niveau: leicht

4.   **Lösung (C).** Mitochondrien kommen nur in eukaryotischen Zellen vor und sind laut Endosymbiontenhypothese aus der Phagozytose eines Prokaryoten entstanden. Bei Prokaryoten findet daher der Citratzyklus frei im Zytoplasma statt.

Niveau: leicht

5.   **Die richtige Antwort lautet (D).** Während die vollständig protonierte Form A im stark sauren Milieu vorliegt und die deprotonierte Form C im stark basischen, liegt eine Aminosäure an ihrem isoelektrischen Punkt als Zwitterion vor. Der isoelektrische Punkt ist für jede Aminosäure spezifisch und ist nicht mit einem neutralen pH-Wert gleichzusetzen, er liegt meist im leicht sauren pH-Bereich. Die neutrale Form B ist aufgrund der Säurestärke der Carboxylgruppe und der Basenstärke der Aminogruppe nicht möglich.

Niveau: mittel - schwer

6.   **Lösung (D).** Licht besitzt eine Wellenlänge von $380\,nm$ (violett) bis $780\,nm$ (rot).

Niveau: leicht

7. **Lösung (A).** Die Pyruvatkinase überträgt eine Phosphatgruppe von Phosphoenolpyruvat auf ADP unter Entstehung eines energiereichen ATP sowie Pyruvat. Das entstandene Pyruvat kann entweder in der Pyruvatdehydrogenase-Reaktion weiterverarbeitet werden oder zu Lactat reduziert werden.

Niveau: schwer

8. **Die richtige Antwort lautet (B).** Zunächst wird unterschieden zwischen Konstitutionsisomerie und Stereoisomerie. Bei Letzterem muss die Konnektivität der Atome der Verbindungen identisch sein, d.h. die gleichen Atome müssen die gleichen Bindungspartner besitzen. Ist dies nicht der Fall handelt es sich um Konstitutionsisomere. Als weitere Klassifizierung lassen sich Stereoisomere in Konformations- und Konfigurationsisomere einteilen. Konformationsisomere lassen sich durch die simple Rotation um Bindungen miteinander zur Deckung bringen, während sich Konfigurationsisomere nicht durch Drehen um eine Einfachbindung ineinander überführen lassen. Diese können jedoch noch weiter unterschieden werden: Verhalten sich zwei Konfigurationsisomere zueinander wie Bild und Spiegelbild, so handelt es sich um ein Enantiomerenpaar. Ist dies nicht der Fall, so spricht man von Diastereomeren. Beim oben abgebildeten Beispiel ist die Konnektivität identisch, die beiden Formen lassen sich jedoch nicht durch die Drehung einer Einfachbindung ineinander überführen. Da sie sich jedoch ebenfalls nicht wie Bild und Spiegelbild zueinander verhalten, handelt es sich um Diastereomere und sind deshalb der Kategorie Konfigurationsisomerie zuzuornden.

Niveau: mittel - schwer

9. **Lösung (E).** Die Genexpression von Prokaryoten und Eukaryoten unterscheidet sich in einigen Punkten. Da Prokaryoten keinen Zellkern besitzen, findet bei ihnen Transkription und Translation ohne räumliche Trennung und gleichzeitig statt. Prokaryotische Gene besitzen keine Introns und müssen nicht gespleißt werden. Bei ihnen finden Modifikationen erst nach der Translation statt. Bei Eukaryoten hingegen wird die RNA erst nach Abschluss der Transkription und einigen Modifikationen, wie z. B. dem Splicing, aus dem Zellkern transportiert. Beim Splicing werden nicht kodierende Genabschnitte (Introns) herausgeschnitten. Die reife RNA enthält dann nur noch Exons, die für Proteine kodieren. Die Translation findet anschließend im Zytoplasma an den Ribosomen statt.

Niveau: leicht - mittel (Ausschlussverfahren möglich)

10. **Die richtige Antwort lautet (A).** Zwischen Konzentration, Stoffmenge und Volumen besteht folgender Zusammenhang: $n = c \cdot V$. Unter Verwendung dieser Gleichung lässt sich die Konzentration des Stoffes per Division der Stoffmenge durch das Volumen ermitteln:

$$6 \ \mathrm{mmol} \ : \ 0,2 \ \mathrm{mL} = 6 \ \mathrm{mol} \ : \ 0,2 \, \mathrm{l} = 30 \tfrac{\mathrm{mol}}{\mathrm{l}}$$

Da Natriumoxalat ($Na_2C_2O_2$) in wässriger Lösung in drei Ionen-, zwei Natriumkationen sowie ein Oxalatdianion dissoziiert, muss der erhaltene Wert mit 3 multipliziert werden und man erhält somit eine summierte Konzentration von $3 \cdot 30 \ \mathrm{mol} = 90 \tfrac{\mathrm{mol}}{\mathrm{l}}$.

Niveau: mittel

11. **Lösung (A).** (B), (C) und (D) sind reiner Quatsch. Die Definition „Übt man auf ein chemisches System im Gleichgewicht einen Zwang aus, so reagiert es so, dass die Wirkung des Zwanges minimal wird." entspricht dem Prinzip von Le Chatelier, auch das Prinzip vom kleinsten Zwang genannt.

Niveau: mittel

12. **Lösung (D).** Die weiblichen Sexualhormone Östrogen und Gestagen unterliegen einem Regelkreis von Hypophyse und Hypothalamus. GnRH (Gonadotropin releasing hormone) aus dem Hypothalamus bewirkt die Produktion von Gonadotropinen in der Hypophyse. Gonadotropine sind FSH (Follikel stimulierendes Hormon) und LH (luteinisierendes Hormon). Die Ausschüttung von FSH steigert die Östrogensynthese und bewirkt die Reifung von Eizellen bei der Frau. LH wiederum bewirkt den Eisprung. Kleine Mengen von Östrogen und Progesteron hemmen über eine negative Rückkopplung die Ausschüttung von Gonadotropinen. Große Mengen dieser Hormone wirken hingegen positiv auf die Produktion in der Hypophyse. Diesen Mechanismus macht sich die Pille als Verhütungsmittel zu Nutze. Durch die enthaltenen kleinen Mengen an Östrogenen und Gestagenen kommt es zur ständigen negativen Rückkopplung auf die Gonadotropine. Insbesondere durch die erniedrigte Produktion von LH kommt es dadurch nicht zu einem Eisprung.

Niveau: schwer

13. **Lösung (B).** Es handelt sich hier um drei isobare Zustände, d. h. es müssen auch drei Kurven eingezeichnet sein im Volumen-Temperatur-Diagramm.

(A) → isotherm

(C) → isochor

(D) → Anteil der Teilchen in Abhängigkeit von unterschiedlichen Temperaturen

(E) → Volumen-Druck-Diagramm, kein verhältnismäßiger Zusammenhang

Niveau: mittel

14. **Lösung (D).** Für die Hubarbeit gilt:

$$W_{Hub} = m \cdot g \cdot h = 100 \text{ kg} \cdot 9,81 \tfrac{m}{s^2} \cdot 400 \text{ m} = 392400 \text{ J} = 392,4 \text{ kJ} .$$

Niveau: mittel - schwer

15. **Lösung (D):** Die Proteinbiosynthese findet an den Ribosomen im Zellplasma statt.

Niveau: leicht

16. **Lösung (B).** Während der Anaphase werden die beiden Chromatiden eines Chromosoms voneinander getrennt. Diese Tochterchromosomen (Ein-Chromatid-Chromosomen) werden zu den entgegengesetzten Polen der Zelle transportiert.

Niveau: leicht

17. **Lösung (D).** Bakteriophagen sind Viren, die sich auf Bakterien als Wirt spezialisiert haben. Sie haben sich besonders an die Anheftung an, und das Einschleusen von DNA/RNA in das Bakterium angepasst. Nachdem die Bakteriophagen die wirtseigenen Mechanismen zur Transkription und Translation genutzt haben und sich so replizieren konnten, lösen sie die Bakterienzellwand auf und werden erneut freigesetzt.

Niveau: leicht

18. **Lösung (C).** Die erste Mendel'sche Regel (Uniformitätsregel) lautet: Kreuzt man zwei homozygote Organismen, die sich in einem Merkmal unterscheiden, so weist die Tochtergeneration (F1) den gleichen Phänotyp auf. Die zweite Regel (Spaltungsregel) besagt, dass bei Kreuzung der F1-Generation untereinander und einem dominant-rezessiven Erbgang, die F2-Generation sich im Verhältnis $3:1$ in dem Merkmal unterscheidet. Bei einem intermediären Erbgang hingegen treten in der F2-Generation drei verschiedene Merkmale im Verhältnis $1:2:1$ auf. Die dritte Mendel'sche Regel (Unabhängigkeitsregel) besagt, dass mehrere Merkmale unabhängig voneinander gemäß der ersten und zweiten Regel vererbt werden.

Niveau: schwer

19. **Lösung (A).**

Niveau: mittel - schwer

20. **Lösung (B).** Glucose-6-Phosphat entsteht zu Beginn der Glykolyse, in dem mit Hilfe des Enzyms Hexokinase ein Phosphatrest von ATP auf Glucose übertragen wird. Es ist Ausgangsubstrat der weiteren Glykolyse, dient aber auch im Pentosephosphatweg und beim Aufbau von Glykogen.

Niveau: schwer

21. **Lösung (E).** Blutgruppen beschreiben auf Zellebene die Oberfläche der roten Blutkörperchen, die Antigene der Gruppen A und/oder B tragen können. Blutgruppe 0 beschreibt das Fehlen solcher Antigene auf der Oberfläche. Es wird je ein Allel für die jeweiligen Antigene vom Vater und von der Mutter vererbt. Bei der Vererbung verhalten sich A und B jeweils dominant zu 0 und kodominant zueinander. Die Blutgruppe 0 kann daher nur entstehen, wenn von beiden Eltern ein Allel für 0 vererbt wird. Die Blutgruppe AB entsteht, wenn beide Allele vererbt werden.

Niveau: schwer

22. **Lösung (D).** Nussmischung$_1$ enthält 120 g Fett, Nussmischung$_2$ 30 g Fett und Nussmischung$_3$ 60 g Fett. In Summe ist dies 210 g Fett. Da laut Aufgabenstellung jeweils genau die Hälfte der Nussmischungen serviert wurden und lediglich ein Gast Nüsse gegessen hat, hat dieser gerade 105 g Fett aufgenommen.

Niveau: leicht

23. **Lösung (A).** Die Ausbreitungsgeschwindigkeit einer Welle wird durch die Formel $v = \lambda \cdot f$ beschrieben, wobei λ der Wellenlänge entspricht und f der Frequenz.

Niveau: leicht

24. **Lösung (D).** Die Meiose dient der Produktion haploider Keimzellen zum Zwecke der geschlechtlichen Vermehrung. Während der ersten meiotischen Teilung kommt es zur Verteilung des Chromosomensatzes auf zwei Zellen, sodass zwei haploide Zellen entstehen (von 2n2C zu 1n2C). Zudem kommt es in dieser Phase durch Crossing over, also dem Austausch von Segmenten zwischen Chromatiden, zur genetischen Rekombination. Die zweite meiotische Teilung gleicht der Mitose und verteilt jeweils die Chromatiden auf zwei Zellen (von 1n2C zu 1n1C). So entstehen aus einer Vorläuferzelle je vier Keimzellen.

Niveau: schwer

25. **Lösung (C).** Die Ausbreitungsgeschwindigkeit von Schall in Wasser beträgt $1484\,\frac{m}{s}$ und ist damit genau 4,3 mal so groß wie in Luft.

Niveau: leicht

26. **Lösung (C).** Homologie, Analogie und Konvergenz sind Begriffe der vergleichenden Biologie. Als homolog werden dabei Organe bezeichnet, die auf einen gemeinsamen Urbauplan zurückgehen. Die Träger homologer Organe haben also einen gemeinsamen Vorfahren. Hierfür muss entweder das Kriterium der gleichen Lage, der gleichen spezifischen Struktur oder der Kontinuität (d. h. Entwicklung über erwiesene Zwischenformen) gegeben sein. Dies gilt z. B. für das Herz, das bei allen Säugetieren den selben Aufbau aufweist. Ebenso gilt dies für das Baukonstrukt „Oberarm – Unterarm – Handknochen", das sich neben dem Menschen auch z. B. bei Hunden und Pferden wiederfinden lässt. Es weisen solche Organe Analogien auf, die sich zwar auf den ersten Blick ähnlich sehen, sich jedoch ohne gemeinsamen Grundbauplan entwickelt haben. Organismen mit analogen Organen haben also keinen gemeinsamen Vorfahren. Dazu gehören die Flügel von Fledermäusen und Vögeln sowie die Flossen von Fischen und Walen. Letztere sind Säugetiere und haben keinen gemeinsamen Vorfahren mit Fischen. Konvergenz bezeichnet den Prozess der unabhängigen Entwicklung ähnlicher Organe aufgrund von einflussnehmenden Umweltbedingungen.

Niveau: schwer

27. **Lösung (B).** Bei einer durchschnittlichen Arbeitszeit von 32400 s hat der Arbeitnehmer von Montag bis Donnerstag im Schnitt neun Stunden pro Tag gearbeitet. Also fehlen ihm am Freitag noch vier Stunden. Er kann also unter Einhaltung der Frühstückspause um 11:45 Uhr gehen.

Niveau: mittel

28. **Lösung (E).** Der Citratzyklus steht inmitten vieler Stoffwechselvorgänge jeder lebenden Zelle. Er ist angewiesen auf einige Ausgangsprodukte. Dazu gehört allen voran Acetyl-CoA, welches aus dem Kohlendhydratabbau (Glykolyse, Pyruvatdehydrogenase-Reaktion) sowie dem Fettsäurenabbau (β-Oxidation) stammt. Zudem werden Kohlenstoffgerüste von Aminosäuren, Koenzymen (NAD^+, FAD) und Wasser (H_2O) benötigt. Als Endprodukte des Zyklus stehen dann die reduzierten Koenzyme $NADH + H^+$ und $FADH_2$, welche die frei gewordene Energie speichern. Weiterhin entstehen einige Substrate, die in weitere Stoffwechselwege eingespeist werden (z. B. Succinyl-CoA, Oxalacetat) sowie GTP und CO^2. Es entsteht kein ATP im Citratzyklus.

Niveau: mittel

29. **Lösung (E).** Die Transkription erfordert weder Ribosomen, noch tRNAs, sie erfolgt in Eukaryoten und Prokaryoten und das Syntheseprodukt kann sowohl mRNA, tRNA, als auch rRNA sein.

Niveau: leicht

30. **Lösung (D).** Schwefelsäure (H_2SO_4), die komplett deprotoniert vorliegt, wird als Sulfat (SO_4^{2-}) bezeichnet. Hydrogensulfid ist die korrespondierende Base zu Schwefelwasserstoff oder Dihydrogensulfid (H_2S).

(A) → Iodwasserstoff gibt H^+ ab und wird zur Base I-.

(B) → Im menschlichen Organismus für Phosphat-, Acetat- und Kohlensäurepuffer.

(C) → Beispiel korrespondierendes Säure-Basepaar; es entsteht immer die konjugierte Base.

(E) → H_2SO_4 weist einen niedrigeren pKS-Wert als H_2SO_3 auf und somit stärkeres Dissoziationsverhalten von H^+-Ionen.

Niveau: mittel

31. **Lösung (D).** Alle Körperzellen besitzen einen doppelten Chromosomensatz mit 46 Chromosomen. Davon sind 44 Nicht-Geschlechts-Chromosomen (Autosomen) und zwei Geschlechtschromosomen (Gonosomen). Eine Muskel- oder Hautzelle hat also im Regelfall 44 Autosomen und zwei Gonosomen. Die Gonosomen können je nach Geschlecht als XX oder XY zusammengesetzt sein. Gleiches gilt für Zygoten, die erste diploide Zelle nach Verschmelzung zweier Geschlechtszellen bei der Fortpflanzung. Lediglich

Geschlechtszellen (Gameten), wie Eizelle und Spermium, haben einen haploiden Chromosomensatz. Sie besitzen also 22 Autosomen und ein Gonosom. Das Gonosom kann entweder X oder Y sein.

Niveau: schwer

32. **Lösung (D).** Das Ionenprodukt des Wasser lautet $K_W = [H_3O^+] \cdot [OH^-] = 10^{-14} \frac{mol^2}{l^2}$

D.h. nur ein kleiner Teil des Wassers liegt als Ionen vor. Die Autoprotolysereaktion ist so wie fast alle Säure-Base-Reaktionen eine Gleichgewichtsreaktion. Mit zunehmender Temperatur steigen sowohl Hin-, als auch Rückreaktion.

Niveau: mittel

33. **Lösung (B).** Atavismen sind anatomische Merkmale, die durch die Reaktivierung entwicklungsge-schichtlich zurückliegender Gene zurückzuführen sind. Sie kommen zufällig bei einzelnen Organismen vor. Beispiele sind die Ausbildung eines Schwanzes in Verlängerung des Steißbeines oder das Vorhan-densein zusätzlicher Brustwarzen entlang der Milchleiste beim Menschen. Bei Meeressäugern wie Del-phinen und Walen wurde zudem in Anlehnung an ihre landlebenden Vorfahren die Ausbildung von hinteren Extremitäten beobachtet. Rudimente sind ebenfalls auf Gene weit zurückliegender Vorfahren zurückzuführen, treten jedoch bei vielen oder allen Organismen einer Art auf. Beispiele hierfür sind Weisheitszähne und das Steißbein beim Menschen oder die Wolfskralle bei Hunden. Weder Atavismen noch Rudimente erfüllen aktuell noch eine Funktion, sie können vielmehr als Überbleibsel der Vorfah-ren angesehen werden.

Niveau: schwer

34. **Lösung (B).** Die Periodendauer berechnet sich durch $T = 2\pi\sqrt{\frac{l}{g}} = 2\pi\sqrt{\frac{1,6\,m}{10\frac{m}{s^2}}} = 2\pi \cdot 0,4\,s \approx 2,5\,s$; π kann hier mit ca. 3 geschätzt werden.

Niveau: schwer

35. **Lösung (A).** H_3PO_3 ist phosphorige Säure und etwas schwächer als Phosphorsäure (H_3PO_4). Bei mehr-protonigen Säuren gibt es mehrere Dissoziationsgleichgewichte, nämlich für jedes abgegebene H^+, im Falle von phosphoriger Säure also drei. Dissoziationsgleichgewichte stellen das Massenwirkungsgesetz der Dissoziation von einem Proton dar. Sie werden genau wie bei jeder anderen Gleichgewichtsreaktion aufgestellt.

Niveau: leicht

36. **Lösung (C).** Die mRNA wird bei der Transkription anhand von DNA synthetisiert. Sie ist deshalb antipar-allel zur DNA und hat komplementäre Basen. Zu beachten ist, dass die RNA statt Thymin die Base Uracil enthält. Zur Erinnerung: die Basenpaarung lautet Cytosin mit Guanin sowie Adenosin mit Thymin.

Niveau: mittel - schwer

37. **Lösung (E)**. Die Leistung von zwei Pferden beträgt $1000\,\text{W}$. Es gelten die Zusammenhänge $W = F \cdot s$ und $W = P \cdot t$. Gesucht ist der Weg:

$$s = \frac{W}{F} = \frac{P \cdot t}{F} = \frac{(1000\ \text{W} \cdot 1800\ \text{s})}{500\ \text{N}} = 3600\ \frac{\text{Ws}}{\text{N}} = 3600\ \frac{\text{Nm}}{\text{N}} = 3600\ \text{m}\,.$$

Die Pferde ziehen die Kutsche $3600\,\text{m}$ weit.

Niveau: mittel

38. **Lösung (C)**. Bei einer adiabatischen Zustandsänderung findet kein Wärmeaustausch mit der Umgebung statt. Es kann dem System also von außen keine Entropie zugeführt oder entnommen werden (zweiter Hauptsatz), bei reversiblen Zustandsänderungen bleibt die Entropie demnach konstant (isentrope Zustandsänderung).

Niveau: schwer

39. **Lösung (D)**. Der erste Teil der Aufgabe dient der Verwirrung. Wenn $500\,\text{ml}$ in $30\,\text{min}$ infundiert werden sollen, werden $500\ \text{ml} : 30\ \text{Min}$ geteilt und das Ergebnis lautet $16{,}6\ \frac{\text{ml}}{\text{min}}$ bzw. kaufmännisch aufgerundet $17\ \frac{\text{ml}}{\text{Min}}$.

Lösung als Dreisatz: $\frac{a}{b} = \frac{c}{d}$ also $\frac{1\ \text{ml}}{1\ \text{Min}} = \frac{500\ \text{ml}}{30\ \text{min}} = 16{,}6\ \frac{\text{ml}}{\text{min}}$.

Niveau: mittel

40. **Lösung (B)**. Zur Replikation der DNA ist es zuerst nötig, dass die beiden DNA-Stränge entspiralisiert werden. Dies wird durch das Enzym Helikase ermöglicht. Es entstehen zwei DNA-Stränge mit je einem 3'- und einem 5'- Ende. Die DNA-Polymerase kann nun den Strang in 3'-5'-Richtung ablesen und komplementär einen antiparallelen neuen Strang (5'-3') synthetisieren. Der DNA-Strang, der in 3'-5'-Richtung vorliegt und daher kontinuierlich abgelesen werden kann, wird als Leitstrang bezeichnet. Der Folgestrang (5'-3') muss hingegen absatzweise abgelesen werden. Hierzu müssen durch das Enzym Primase RNA-Fragmente (sog. Primer) bereitgestellt werden, an denen die DNA-Polymerase ansetzen kann. Bei der Replikation des Folgestranges entstehen daher zunächst nur fragmentierte DNA-Stücke (Okazaki-Fragmente), die anschließend durch die DNA-Ligase verknüpft werden müssen.

Niveau: mittel - schwer

41. **Lösung (A)**. Sowohl p-, als auch s-Orbitale sind bei Chlor besetzt, jedoch keine d-Orbitale. Die Elektronenkonfiguration lautet $[\text{Cl}]$: $1s^2 2s^2 2p^6 3s^2 3p^5$

Zur Erinnerung im s-Orbital können sich zwei Elektronen aufhalten, in den drei p-Orbitalen insgesamt sechs und in den fünf d-Orbitalen insgesamt zehn.

Niveau: leicht

42. **Lösung (B).** Das Dissoziationsgleichgewicht für Hydrogensulfat (HSO_4^-) lautet:

$$K_S = SO_4^{2-} \cdot \frac{[H^+]}{[HSO_4^-]}$$

pH-Wert und Konzentration des Sulfats (entspricht der Konzentration des Hydrogensulfats) werden eingesetzt und über

$$pK_S = -\log\left(\frac{0,0005}{0,05}\right) \text{ wird der pK}_S\text{-Wert errechnet.}$$

Niveau: schwer

43. **Lösung (D).** Nach dem zweiten Hauptsatz der Thermodynamik muss die Entropie bei einem irreversiblen Prozess zunehmen.

Niveau: mittel

44. **Lösung (A).** $\triangle G = \triangle H - T \cdot \triangle S$ lautet die Gibbs-Helmholtz-Gleichung. Exergon, also freiwillig, läuft die Reaktion nur ab, wenn $\triangle G$ negativ ist. Wenn sowohl $\triangle H$ (endotherm), als auch $\triangle S$ (Verkleinerung des Reaktionsraumes bedeutet eine Ordnungszunahme) positiv sind, ist die Temperatur ausschlaggebend, ob die Reaktion exergon oder endergon abläuft.

Niveau: schwer

45. **Lösung (B).** Adiabat bedeutet, dass keine Wärme über die Systemgrenze entweichen kann und isentrop bedeutet, dass die Entropie konstant bleibt.

Niveau: schwer

46. **Lösung (A).** Autosomal-dominant vererbte Erkrankungen zeichnen sich dadurch aus, dass in der Regel jede Generation betroffen ist. Erkrankte Personen sind meist heterozygot für das krankmachende Allel und vererben es so statistisch auf die Hälfte alle Kinder. Autosomal-rezessive Krankheiten prägen sich nur aus, wenn das Individuum homozygot dafür ist. Meist sind beide Eltern gesunde, heterozygote Träger eines krankmachenden Allels. Wenn gerade zwei an derselben autosomal-rezessiv erkrankten Personen ein Kind bekommen, ist dies zu 100 % auch krank. X-chromosomal-rezessiv vererbte Erkrankungen betreffen fast ausschließlich Männer, da sie nur ein X-Chromosom besitzen. Sie vererben es an alle Töchter. Beim X-chromosomal-dominanten Erbgang hingegen sind auch Frauen betroffen. Da die Söhne betroffener Männer das gesunde Y-Chromosom erben, haben sie kein Erkrankungsrisiko und sind kein Träger.

Niveau: schwer

47. **Lösung (A).** Der Flächeninhalt eines gleichseitigen Dreiecks berechnet sich durch $A = \frac{1}{2}a \cdot h_a$, wobei h_a die Höhe des gleichseitigen Dreiecks darstellt.

Mit dem Satz von Pythagoras ergibt sich: $ha^2 = a^2 - \left(\frac{a}{2}\right)^2 = \frac{3}{4}a^2 \rightarrow h_a = \frac{1}{2}a \cdot \sqrt{3}$

Für den Flächeninhalt eines Dreiecks also: $A = \frac{1}{2}a \cdot h_a = \frac{1}{4}a^2 \cdot \sqrt{3}$

Und für die insgesamt sechs Dreiecke dann: $A_g = 6 \cdot \frac{1}{4}a^2 \cdot \sqrt{3} = \frac{3}{2}a^2 \cdot \sqrt{3}$

Niveau: schwer

48. **Lösung (C).** Pufferlösungen bestehen aus schwachen Säuren bzw. Basen und deren konjugierten Säuren/Basen, und können den pH-Wert bei Zugabe von Säuren oder Basen, oder auch nur Wasser, konstant halten. Der optimale Bereich dafür befindet sich bei einem pH-Wert um den pKs-Wert (±1). Die drei Puffersysteme des Blutes haben die Aufgabe, die pH-Schwankungen im Blut (7,35 - 7,45) so minimal wie möglich zu halten. Wird der pH-Wert von 7,35 im Blut unterschritten, spricht man von einer Azidose (Übersäuerung).

Niveau: schwer

49. **Lösung (E).** Das zweite Kirchhoffsche Gesetz ist auch als Maschenregel bekannt. Bei einem beliebigen Maschenumlauf addieren sich die Teilspannungen gerade zu Null.

Beispiel: $U_1 + U_2 + U_3 + U_4 = 0$.

Niveau: schwer

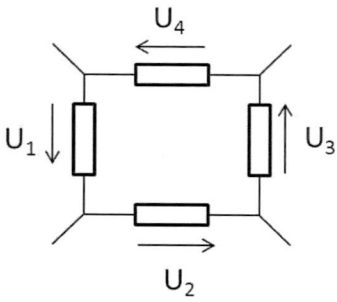

50. **Lösung (B).** Der Gleichgewichtszustand ist erreicht, wenn das Verhältnis der Konzentrationen der Produkte und der Edukte konstant ist. D.h. die Konzentrationen ändern sich nicht mehr dramatisch oder im selben Maß, müssen aber nicht gleich groß sein. Konzentrations- und Druckänderungen können auf die Gleichgewichtsreaktion Einfluss nehmen, Katalysatoren dagegen nicht. Diese senken nur die Aktivierungsenergie und sorgen für ein schnelleres Erreichen des Gleichgewichtes.

Niveau: mittel

51. **Lösung (C)**. Es legt $30\frac{m}{s}$ zurück. Rechnung: $108\frac{km}{h} = 108 \cdot \frac{1000\ m}{3600\ s} = 108 \cdot \frac{10\ m}{36\ s} = 30\frac{m}{s}$

Niveau: mittel

52. **Lösung (C)**. Für die angegebene Spezifikation der Sammellinse ergibt sich ein reelles Bild, das umgekehrt und verkleinert dargestellt ist.

Niveau: schwer

53. **Lösung (A)**. Bei einer isochoren Zustandsänderung bleibt das Volumen des Gases konstant, alle anderen Größen können sich ändern.

Niveau: leicht

54. **Lösung (E)**. Es handelt sich um einen reversiblen Prozess. Da der Behälter adiabat ist und keine Dissipationsarbeit vorliegt, kann keine Wärme über die Systemgrenze entweichen, das heißt, dass sich durch die Erwärmung des Gases die innere Energie erhöht (erster Hauptsatz). Wird das Gas von außen wieder abgekühlt, nimmt die innere Energie und mit ihr der Druck und die Temperatur im Innern wieder ab. Beide Zustände können also ineinander überführt werden.

Niveau: mittel

55. **Lösung (D)**. 350 ml der ersten Lösung enthalten $300\ ml$ Wasser und $50\ ml$ Kochsalz. Sei x die Menge des Kochsalzes von Lösung 2, dann lässt sich das lineare Gleichungssystem aufstellen:

Wasser: $300 + 3x = 4y$

Kochsalz: $50 + x = y$

Die rechte Seite der Gleichung spiegelt das gewünschte Mischungsverhältnis wieder. Es gilt also: $300 + 3x = 4(50 + x)$ → $x = 100$ und damit $300\ ml$ Wasser (entspricht 3x). Insgesamt müssen also $400\ ml$ der zweiten Lösung hinzugegeben werden.

Niveau: schwer

56. **Lösung (C)**. Die Verbindungen zwischen C und O in Carbonat ist aufgrund der Paarung Nichtmetall mit Nichtmetall eine kovalente Bindung oder auch Molekülbindung. Die Bindung zwischen K^+ und CO_3^{2-} ist ionisch, da Kalium ein Metall ist und das Carbonat als Nichtmetall reagiert. Die isolierte Bindung zwischen Kalium und Schwefel ist in dieser Reaktion sehr unwahrscheinlich. Die Kaliumionen bilden gemeinsam mit den Carbonationen ein Ionengitter, d. h. es entsteht keine Bindung zwischen Kaliumatomen.

Niveau: mittel

57. **Lösung (D).** Es gilt $\frac{1}{R_e} = \frac{1}{R_1} + \frac{1}{R_2} \longrightarrow R_e = \frac{R_1 \cdot R_2}{R_1 + R_2} = \frac{2}{3}R_2 = \frac{1}{3}R_1$.

Offensichtlich gilt $R_e < R_1$ und $R_e < R_2$. Da $R_1 > R_2$, ist $R_e < R_2 < R_1$ richtig.

Niveau: mittel

58. **Lösung (C).** Eine Carbonylgruppe kann endständig sein oder nicht, die entsprechende Stoffgruppe wären Aldehyde (ein Rest wird durch ein H ersetzt) bzw. Ketone (R und R' sind beides Kohlenstoffatome).

(A) $\rightarrow$ entsteht aus Alkohol- und Säure(Carboxyl)gruppe.

(B) $\rightarrow$ entsteht aus Säuregruppe und Amin.

(D) $\rightarrow$ Säuregruppe, ein Rest wäre durch eine OH Gruppe ersetzt.

(E) $\rightarrow$ entsteht aus zwei Säuregruppen.

Niveau: leicht

59. **Lösung (C).** Es gilt der Zusammenhang $s = \frac{1}{2}at^2 = \frac{1}{2}10\frac{m}{s^2} \cdot (5s)^2 = 125\,m$. Der Kieselstein wird also aus einer Höhe von $125\,m$ fallen gelassen.

Niveau: mittel

60. **Lösung (E).** Die Brechzahl ergibt sich aus dem Verhältnis der Lichtgeschwindigkeit im Vakuum zur Lichtgeschwindigkeit im anderen Medium.

Es gilt $n = \frac{c_v}{c_e} = \frac{3 \cdot 10^8 \frac{m}{s}}{2,29 \cdot 10^8 \frac{m}{s}} \approx 1,31$

Niveau: schwer

61. **Lösung (C).** Die Herstellung von Seife bezieht sich auf die Spaltung der Esterbindungen in Triacylglyceriden mit $NaOH$ bzw. KOH. Dabei entsteht Glycerin, ein dreiwertiger Alkohol, und Alkalisalze, also Salze der jeweiligen Fettsäuren mit Natrium oder Kalium. Sowohl $NaOH$, als auch KOH sind stark basisch.

Niveau: mittel

62. **Lösung (B).** Wenn Fe_2^+ oxidiert werden soll, muss der Reaktionspartner reduziert werden. Dazu gibt es eine Spannungsreihe, die mit Standardbedingungen ($25\,°C$, $1,013\,bar$ und $pH=0$) die Oxidationsfähigkeit der Metalle mit einer Normwasserstoffelektrode testet. Gemessen wird die Spannung, das Redoxpotential. Nach diesem Spannungswert wird gereiht. Edle Metalle haben positive Potentiale, d.h. sie streben nach Elektronenaufnahme (Reduktion), negative Potentiale zeigen eine Oxidation, also eine Elektronenabgabe an.

Niveau: mittel

63. **Lösung (C)**. Eine Grafik hilft hier weiter (Achtung, es ist die Mindestwahrscheinlichkeit gesucht!): Die minimale Überlappung der Wahrscheinlichkeiten ist durch $91\% - 2\% = 89\%$ gegeben.

Niveau: mittel

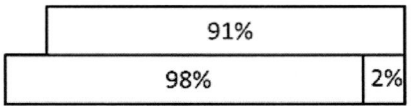

64. **Lösung (B)**. Keimzellen sind haploide (1n1C) Geschlechtszellen, zu denen Eizellen und Spermien zählen. Sie entstehen während der Meiose. Eine Reduktion des Chromosomensatzes für die geschlechtliche Vermehrung ist nötig, damit nicht von Generation zu Generation eine Verdopplung stattfindet.

Niveau: mittel

65. **Lösung (E)**. Bei HPO_4^{2-} handelt es sich um eine schwache Base ($\rightarrow$ pKb). Es muss daher mit der Formel $pOH = \frac{1}{2} \cdot (pK_b - \log[\text{Base}])$ gerechnet werden. Nach dem Einsetzen lässt sich für den $pOH = 5,9$ berechnen.

$$pH = 14 - pOH \rightarrow pH = 8,1$$

Niveau: mittel

66. **Lösung (A)**. Aufgrund des Übergangs in Flüssigkeit nimmt die Wechselwirkungsenergie stark zu, d. h. die kinetische Energie der Teilchen muss abnehmen, gleichzeitig wird die Entropie positiv, da die Verbindung von einem gasförmigen in einen flüssigen Aggregatzustand übergeht (höherer Ordnungszustand). Dieser Vorgang ist stark temperaturabhängig und kann sowohl endergon als auch exergon ablaufen. Die gelöste Form der Salzsäure verursacht u.a. schwere Verätzungen.

Niveau: leicht

67. **Lösung (A)**. Der Ergebnisraum lautet $\Omega = \{(1,1), (1,2), (1,3), (2,1), (2,2), (2,3), \dots, (6,1), (6,2), (6,3)\}$, wobei jedes Ergebnis mit der Wahrscheinlichkeit $p = \frac{1}{6} \cdot \frac{1}{3} = \frac{1}{18}$ auftritt (der Ergebnisraum enthält also 18 Einzelergebnisse). Die Einzelergebnisse $(1,3)$, $(2,2)$ und $(3,1)$ ergeben die Augensumme „4". Nach Laplace ist die Wahrscheinlichkeit für das Ereignis „Augensumme 4":

$$p\,(\text{Augensumme} = 4) = \frac{3}{18} = \frac{1}{6} \rightarrow \text{etwa } 16,67\%$$

Niveau: schwer

68. **Lösung (B).** Bei der folgenden funktionellen Gruppe handelt es sich um einen Ester, der aus einer Reaktion einer Säure mit einem Alkohol entsteht. Da die beiden Sauerstoffatome elektronegativer sind, werden ihnen die Elektronen zugeteilt. Somit hat der Kohlenstoff nur ein Elektron, normalerweise aber vier, daher die Oxidationsstufe +III.

Niveau: leicht

69. **Lösung (A).** Die Endosymbiontentheorie besagt, dass Eukaryonten durch die Aufnahme (Phagozytose) von Prokaryonten entstanden sind. Die aufgenommenen Zellen begannen in Endosymbiose mit den Eukaryonten zu leben und sich zu zellulären Energiekraftwerken für Zellatmung (Mitochondrien) und Photosynthese (Plastiden) zu entwickeln. Für diese Theorie spricht, dass beide Zellorganellen auch heute noch viele Merkmale eines Prokaryonten aufweisen.

Niveau: mittel

70. **Lösung (E).** Rechnung: $81^2 \cdot 3^8 \cdot 9^4 = (3^4)^2 \cdot 3^8 \cdot (3^2)^4 = 3^8 \cdot 3^8 \cdot 3^8 = 3^{24}$

Niveau: mittel

71. **Lösung (C).** Die Oktettregel besagt, dass besonders Atome der ersten drei Perioden das Bestreben haben, die äußerste Elektronenhülle zu vervollständigen, sprich die Elektronenkonfiguration des nächstgelegenen Edelgases durch Elektronenabgabe bzw. -aufnahme zu erreichen. Dazu werden die Valenzelektronen des elektronegativeren Partners und die aufgenommenen Elektronen addiert, und müssen, abgesehen von Wasserstoff, acht ergeben.

Aluminium kann drei Elektronen abgeben, Sauerstoff zwei aufnehmen, somit würden bei Antwort (C) neun Elektronen abgegeben, aber nur sechs aufgenommen werden.

Niveau: schwer

72. **Lösung (A).** Hier hilft ein Zahlenbeispiel weiter. Angenommen das Becken hat 9000001 und die ersten beiden Pumpen haben jeweils eine Pumpleistung von $50000 \frac{1}{h}$. Dann benötigt eine Pumpe alleine $18\ h$ und die beiden Pumpen zusammen $9\ h$. Die Pumpleistung der dritten Pumpe sei x, dann gilt $(100000 \frac{1}{h} + x \frac{1}{h}) = 9000001$, wobei das Becken in sechs Stunden gefüllt sein muss. Daraus ergibt sich, dass Pumpe 3 dieselbe Pumpleistung ($= 100\%$ der Pumpleistung von Pumpe 1 bzw. 2) besitzt wie die beiden ersten Pumpen.

Niveau: mittel

73. **Lösung (E).** Die DNA der Prokaryonten kann zwar ringförmig vorliegen, ist jedoch nicht durch Histone verpackt.

Niveau: mittel

74. **Lösung (C).** Gliazelle ist der Oberbegriff für Stützzellen im gesamten Nervensystem. Sie sind essentiell für die Bildung von Myelinscheiden, Stoffwechsel und Versorgung der Nervenzellen. Gliazellen, die im peripheren Nervensystem Axone ummanteln, werden Schwann-Zellen genannt. Astrozyten und Oligodendrozyten finden sich hingegen ausschließlich im zentralen Nervensystem.

Niveau: mittel

75. **Die richtige Lösung lautet (E).** Da es sich bei der pH-Skala um eine dekadisch-logarithmische Einteilung handelt, bewirkt eine Verdünnung um den Faktor 100, wie er in diesem Beispiel vorliegt ($0,25\,\mathrm{l} \cdot 100 = 25\,\mathrm{l}$), eine Verschiebung des pH-Wertes um 2 Einheiten. Alternativ kann aus den Angaben über Volumen und pH-Wert auf die zu Beginn vorliegende Konzentration und Stoffmenge der OH^--Ionen geschlossen werden:

$$c(OH^-) = 10^{-pOH} \qquad \text{mit } pOH = 14 - pH$$
$$n(OH^-) = c(OH^-) \cdot V$$

Durch die Rückrechnung mit dem Volumen nach der Verdünnung ergibt dann den neuen pH-Wert:

$$c_{neu}(OH^-) = \frac{n(OH^-)}{V_{neu}}$$
$$pH = 14 + \log(c_{neu}(OH^-))$$

Niveau: schwer

76. **Die richtige Antwort lautet (C).** Beim Salz Cäsiumchlorid (a) liegen ionische Bindungen vor, zwischen den polaren Fluorwasserstoff-Molekülen bilden sich starke Wasserstoffbrücken-Bindungen aus, zwischen den unpolaren Heptan-Ketten hingegen nur schwache Van-der-Waals-Bindungen und innerhalb des Wassermoleküls kovalente Atombindungen zwischen Wasserstoff- und Sauerstoff-Atom.

Niveau: schwer

77. **Lösung (B).** Insulin wird in der Bauchspeicheldrüse gebildet und ist ein anaboles Hormon, d. h. es steuert aufbauende Vorgänge. Seine wichtigste Funktion ist die Steigerung der Aufnahme von Glucose in die Zelle, sodass der Blutzuckerspiegel sinkt und Glykogenspeicher aufgebaut werden können. Außerdem fördert es die Aufnahme von Fettsäuren und den Aufbau von Fettdepots. Alle anderen Auswahlmöglichkeiten sind Wirkungen von Glukagon – einem katabolen Hormon, welches abbauende Vorgänge steuert und der wichtigste Gegenspieler des Insulins ist.

Niveau: mittel

78. **Lösung (B).** $0,7\,\mathrm{mol}$ CH_4 wiegen $11,2\,\mathrm{g}$. Da das Methan nur chloriert wird, ändert sich auch nichts an der Stoffmenge des Endprodukts Tetrachlormethan (CCl_4). $0,7\,\mathrm{mol}$ CCl_4 wiegen $106,4\,\mathrm{g}$. Da nach der Massenzunahme gefragt ist, werden die beiden Massen subtrahiert und man erhält $95,2\,\mathrm{g}$.

Niveau: schwer

79. **Lösung (A).** Zuerst muss der Massenanteil von Schwefel an Bariumsulfat errechnet werden, die molare Masse von Schwefel wird durch die von Bariumsulfat dividiert (1). Dadurch ergibt sich $0{,}14$. Dieser Anteil wird mit der tatsächlichen Menge Bariumsulfat multipliziert (2).

Es sind also $1{,}82\,\mathrm{g}\,\mathrm{BaSO_4}$ in $0{,}5\,\mathrm{l}$ Wasser gelöst, die Einheit ist aber $\frac{\mathrm{g}}{\mathrm{l}}$, dh. es wird verdoppelt (3) und man erhält $3{,}64\,\frac{\mathrm{g}}{\mathrm{l}}$.

(1) $\quad \dfrac{32\,\frac{\mathrm{g}}{\mathrm{mol}}}{233\,\frac{\mathrm{g}}{\mathrm{mol}}} = 0{,}14$

(2) $\quad 0{,}14 \cdot 13\,\frac{\mathrm{g}}{0{,}5\,\mathrm{l}} = 1{,}82\,\frac{\mathrm{g}}{0{,}5\,\mathrm{l}}$

(3) $\quad 1{,}82\,\frac{\mathrm{g}}{0{,}5\,\mathrm{l}} \cdot 2 = 3{,}64\,\frac{\mathrm{g}}{\mathrm{l}}$

Niveau: schwer

80. **Die richtige Lösung lautet (C).**

Palladium (Pd) hat die Elektronenkonfiguration $1s^2 2s^2 2p^6 3s^2 3p^6 4s^2 3d^{10} 4p^6 5s^2 4d^8$,

alternativ $[\mathrm{Ne}]3s^2 3p^6 4s^2 3d^{10} 4p^6 5s^2 4d^8$.

Gefragt ist aber $_{46}\mathrm{Pd}^+$, d. h. das Atom hat die gleiche Protonenanzahl wie $_{46}\mathrm{Pd}$, jedoch ein Elektron weniger, also genauso viele Elektronen wie Rhodium (Rh).

Niveau: schwer

9 BLANKO ANTWORTBOGEN

Nr.					
1	(A)	(B)	(C)	(D)	(E)
2	(A)	(B)	(C)	(D)	(E)
3	(A)	(B)	(C)	(D)	(E)
4	(A)	(B)	(C)	(D)	(E)
5	(A)	(B)	(C)	(D)	(E)
6	(A)	(B)	(C)	(D)	(E)
7	(A)	(B)	(C)	(D)	(E)
8	(A)	(B)	(C)	(D)	(E)
9	(A)	(B)	(C)	(D)	(E)
10	(A)	(B)	(C)	(D)	(E)
11	(A)	(B)	(C)	(D)	(E)
12	(A)	(B)	(C)	(D)	(E)
13	(A)	(B)	(C)	(D)	(E)
14	(A)	(B)	(C)	(D)	(E)
15	(A)	(B)	(C)	(D)	(E)
16	(A)	(B)	(C)	(D)	(E)
17	(A)	(B)	(C)	(D)	(E)
18	(A)	(B)	(C)	(D)	(E)
19	(A)	(B)	(C)	(D)	(E)
20	(A)	(B)	(C)	(D)	(E)
21	(A)	(B)	(C)	(D)	(E)
22	(A)	(B)	(C)	(D)	(E)
23	(A)	(B)	(C)	(D)	(E)
24	(A)	(B)	(C)	(D)	(E)
25	(A)	(B)	(C)	(D)	(E)
26	(A)	(B)	(C)	(D)	(E)
27	(A)	(B)	(C)	(D)	(E)
28	(A)	(B)	(C)	(D)	(E)
29	(A)	(B)	(C)	(D)	(E)
30	(A)	(B)	(C)	(D)	(E)
31	(A)	(B)	(C)	(D)	(E)
32	(A)	(B)	(C)	(D)	(E)
33	(A)	(B)	(C)	(D)	(E)
34	(A)	(B)	(C)	(D)	(E)
35	(A)	(B)	(C)	(D)	(E)
36	(A)	(B)	(C)	(D)	(E)
37	(A)	(B)	(C)	(D)	(E)
38	(A)	(B)	(C)	(D)	(E)
39	(A)	(B)	(C)	(D)	(E)
40	(A)	(B)	(C)	(D)	(E)

Nr.					
41	(A)	(B)	(C)	(D)	(E)
42	(A)	(B)	(C)	(D)	(E)
43	(A)	(B)	(C)	(D)	(E)
44	(A)	(B)	(C)	(D)	(E)
45	(A)	(B)	(C)	(D)	(E)
46	(A)	(B)	(C)	(D)	(E)
47	(A)	(B)	(C)	(D)	(E)
48	(A)	(B)	(C)	(D)	(E)
49	(A)	(B)	(C)	(D)	(E)
50	(A)	(B)	(C)	(D)	(E)
51	(A)	(B)	(C)	(D)	(E)
52	(A)	(B)	(C)	(D)	(E)
53	(A)	(B)	(C)	(D)	(E)
54	(A)	(B)	(C)	(D)	(E)
55	(A)	(B)	(C)	(D)	(E)
56	(A)	(B)	(C)	(D)	(E)
57	(A)	(B)	(C)	(D)	(E)
58	(A)	(B)	(C)	(D)	(E)
59	(A)	(B)	(C)	(D)	(E)
60	(A)	(B)	(C)	(D)	(E)
61	(A)	(B)	(C)	(D)	(E)
62	(A)	(B)	(C)	(D)	(E)
63	(A)	(B)	(C)	(D)	(E)
64	(A)	(B)	(C)	(D)	(E)
65	(A)	(B)	(C)	(D)	(E)
66	(A)	(B)	(C)	(D)	(E)
67	(A)	(B)	(C)	(D)	(E)
68	(A)	(B)	(C)	(D)	(E)
69	(A)	(B)	(C)	(D)	(E)
70	(A)	(B)	(C)	(D)	(E)
71	(A)	(B)	(C)	(D)	(E)
72	(A)	(B)	(C)	(D)	(E)
73	(A)	(B)	(C)	(D)	(E)
74	(A)	(B)	(C)	(D)	(E)
75	(A)	(B)	(C)	(D)	(E)
76	(A)	(B)	(C)	(D)	(E)
77	(A)	(B)	(C)	(D)	(E)
78	(A)	(B)	(C)	(D)	(E)
79	(A)	(B)	(C)	(D)	(E)
80	(A)	(B)	(C)	(D)	(E)

10 LITERATURVERZEICHNIS

1. Anon., 2016. Chemspider. [Online]
   Available at: http://www.chemspider.com/Chemical-Structure.483944.html
   [Zugriff am 20 11 2016].

2. Hofmann, E. & Löhle, M., 2012. Erfolgreich lernen. 2 Hrsg. Göttingen: Hogrefe Verlag.

3. Lehrerfreund GmbH, 2016. Der Lehrerfreund. [Online]
   Available at: http://www.lehrerfreund.de/notenschluesselrechner/ergebnis
   [Zugriff am 17 11 2016].

4. Universitätsklinikum Hamburg Eppendorf, 2016. Themenkatalog für das Hamburger Auswahlverfahren für Medizinische Studiengänge - Naturwissenschaftsteil (HAM-Nat). [Online]
   Available at: https://www.uke.de/studium-lehre/studienentscheidung/auswahlverfahren/vorbereitung-ham-nat.html
   [Zugriff am 15 10 2016].

5. Zentrum für Testentwicklung und Diagnostik an der Universität Freiburg, 2009. Vorbereitungsreport 2005. Vorbereitung auf den EMS – was und wie viel ist richtig?, Freiburg: s.n.

11 KORREKTUREN, NEUIGKEITEN, LOB UND KRITIK

Leider kommt es trotz intensiver Bemühungen hin und wieder zu kleinen Fehlern. Daher haben wir zu jedem Buch eine Seite auf unserer Homepage eingerichtet auf der Du alle Korrekturen zur aktuellen Auflage findest. Falls Dir ein Fehler auffällt, der dort noch nicht korrigiert ist, teile uns diesen bitte per Mail an **buecher@medgurus.de** mit oder poste ihn direkt auf der Seite. Zudem veröffentlichen wir hier auch aktuelle Änderungen und Informationen zum TMS und EMS. Folge einfach dem nebenstehenden QR-Link.

Wir freuen uns über jegliche Art von Kritik, die uns hilft unsere Bücher weiter zu verbessern. Darum wäre es toll, wenn Du uns Deine Meinung zu diesem Buch mitteilst. Schicke dazu einfach eine E-Mail an **buecher@medgurus.de**. Danke für Deine Hilfe!